지역사회간호

기출문제 정복하기

8급 공무원 간호직·보건진료직

지역사회간호 기출문제 정복하기

초판 인쇄 2022년 1월 5일
초판 발행 2022년 1월 7일

편 저 자 | 공무원시험연구소
발 행 처 | ㈜서원각
등록번호 | 1999-1A-107호
주   소 | 경기도 고양시 일산서구 덕산로 88-45(가좌동)
교재주문 | 031-923-2051
팩   스 | 031-923-3815
교재문의 | 카카오톡 플러스 친구[서원각]
영상문의 | 070-4233-2505
홈페이지 | www.goseowon.com
책임편집 | 정유진
디 자 인 | 이규희

모든 시험에 앞서 가장 중요한 것은 출제되있딘 문제를 풀이봄으로써 그 시험의 유형 및 출제경향, 난도 등을 파악하는 데에 있다. 즉, 최단시간 내 최대의 학습효과를 거두기 위해서는 기출문제의 분석이 무엇보다도 중요하다는 것이다.

8급 공무원 간호직 지역사회간호 기출문제 정복하기는 이를 주지하고 그동안 시행되어온 지방직 및 서울시 기출문제를 연도별로 수록하여 수험생들에게 매년 다양하게 변화하고 있는 출제경향에 적응하여 단기간에 최대의 학습효과를 거둘 수 있도록 하였다.

간호직 공무원 시험의 경쟁률이 해마다 점점 더 치열해지고 있다. 이럴 때 일수록 기본적인 내용에 대한 탄탄한 학습이 빛을 발한다. 수험생 모두가 자신을 믿고 본서와 함께 끝까지 노력하여 합격의 결실을 맺기를 희망한다.

1%의 행운을 잡기 위한 99%의 노력! 본서가 수험생 여러분의 행운이 되어 합격을 향한 노력에 힘을 보탤 수 있기를 바란다.

Structure

● 기출문제 학습비법

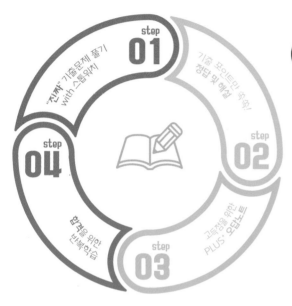

step 01
실제 출제된 기출문제를 풀어보며 시험 유형과 출제 패턴을 파악해 보자! 스톱워치를 활용하여 풀이 시간을 체크해 보는 것도 좋다.

step 02
정답을 맞힌 문제라도 꼼꼼한 해설을 통해 기초부터 심화 단계까지 다시 한 번 학습 내용을 확인해 보자!

step 03
오답분석을 통해 내가 취약한 부분을 파악하자. 직접 작성한 오답노트는 시험 전 큰 자산이 될 것이다.

step 04
합격의 비결은 반복학습에 있다. 집중하여 반복하다보면 어느 순간 모든 문제들이 내 것이 되어 있을 것이다.

● 본서의 특징 및 구성

기출문제분석
최신 기출문제를 비롯하여 그동안 시행된 기출문제를 수록하여 출제경향을 파악할 수 있도록 하였습니다. 기출문제를 풀어봄으로써 실전에 보다 철저하게 대비할 수 있습니다.

상세한 해설
매 문제 상세한 해설을 달아 문제풀이만으로도 학습이 가능하도록 하였습니다. 문제풀이와 함께 이론정리를 함으로써 완벽하게 학습할 수 있습니다.

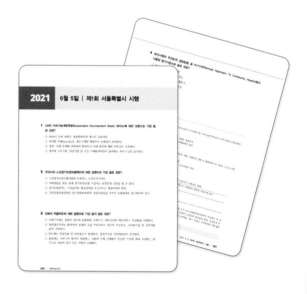

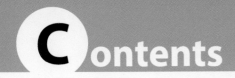

Contents

기출문제

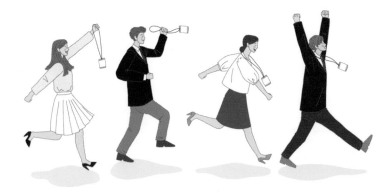

Success is the ability to go from one failure
to another with no loss of enthusiasm.

Sir Winston Churchill

공무원 시험
기출문제

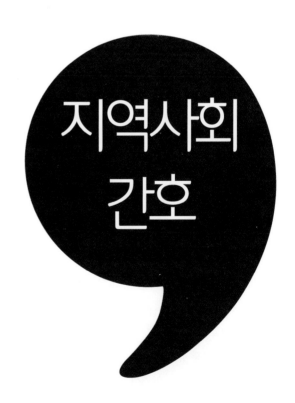

지역사회
간호

1 1992년 브라질에서 개최한 지구 온난화를 방지하기 위해 유해물질을 규제하는 리우선언과 관계 있는 협약은 무엇인가?

① 런던협약

② UN 환경계획

③ 비엔나협약

④ 기후변화협약

2 다음 중 건강에 대한 정의로 옳지 않은 것은?

① 완전한 정신적 · 신체적 · 사회적 안녕인 상태를 말한다.

② 신체적 안녕은 질병이 없는 상태이다.

③ 사회적 안녕은 사회와 문화권 내에서 받아들일 수 있는 상태를 말한다.

④ 건강상태는 건강과 질병의 연속선상에 위치한다.

3 다음 중 배심토의의 특징에 대한 설명으로 옳은 것은?

① 단기간 내에 많은 내용을 체계적으로 많은 대상자에게 전달할 때 유용하다.

② 자유로운 분위기에서 발언권을 얻을 필요없이 토의가 이루어진다.

③ 문제에 대해 후속논의나 탐구가 요구될 경우에 활용한다.

④ 청중과 발표자 사이에서 자발적으로 의사교환을 할 수 있다.

4 다음 중 지역사회 간호사의 옹호자 역할은 무엇인가?

① 대상자들의 학습을 촉진하고자 노력한다.

② 개인이나 집단의 유익을 위해 그들의 입장에서 의견을 제시한다.

③ 지역사회 보건사업을 전개하는 데 관련된 타 보건의료인력과 상호유기적인 관계를 구축한다.

④ 의사결정을 하는 데 영향력을 행사하여 보건의료를 위한 변화를 효과적으로 가져오도록 돕는다.

---

1 **기후변화협약** … 1992년 6월 브라질 리우데자네이루에서 체결된 협약으로, 정식명칭은 '기후변화에 관한 유엔 기본협약'이며 '리우환경협약'이라고도 한다. 지구온난화 방지를 위한 온실가스의 규제가 목적이다.

2 WHO는 건강을 "단순히 질병이 없거나 허약하지 않다는 것을 말하는 것이 아니라 신체적, 정신적 및 사회적 안녕의 완전한 상태"라고 정의했다. 여기서 사회적 안녕이란 사회 속에서 그 사람 나름대로의 역할을 충분히 수행할 수 있는 사회생활이 가능한 상태라고 할 수 있다.

3 **배심토의** … 특정 주제에 관해 상반되는 견해를 가진 소수의 배심원들이 다수의 일반 청중이 보는 가운데 사회자의 진행에 따라 토의를 하는 형태로, 패널토의라고도 한다. 청중은 주로 듣는 역할이지만, 질문을 하거나 발언권을 얻어서 의견을 발표할 수 있다.

4 간호사의 역할
    ㉠ 돌봄제공자 : 대상자의 존엄성을 지키면서 대상자를 신체 · 심리적으로 돕는다.
    ㉡ 의사소통자 : 대상자, 가족, 기타 건강전문인들, 지역사회인들과 의사소통한다.
    ㉢ 교육자 : 대상자가 건강을 회복하거나 유지하는 데 필요한 건강관리를 학습하도록 돕는다.
    ㉣ 옹호자 : 대상자의 요구와 바람을 표현해 주고 대상자의 권리를 행사하도록 보호한다.
    ㉤ 상담자 : 지적 · 정서적 · 심리적 지지를 제공한다.
    ㉥ 변화촉진자 : 대상자의 행동 변화가 필요하다고 판단될 때 의도한 방향으로 변화를 유도하는 것이다.
    ㉦ 지도자 : 특별한 목적을 달성하기 위해 공동으로 작업하는 타인에게 영향을 미치는 것이다.
    ㉧ 관리자 : 질적 간호를 제공하기 위해 다른 건강요원들과 지도 · 감독하며 간호수행 현장을 관리한다.

정답 및 해설 1.④ 2.③ 3.④ 4.②

5 다음 중 우리나라 보건의료체계의 특징에 대한 설명으로 옳지 않은 것은?

① 모든 1차 의료기관은 외래진료와 입원진료를 같이 하는 것을 원칙으로 한다.
② 기술적으로 2차 의료기관에서 다룰 수 없는 환자는 3차 의료기관으로 이송한다.
③ 대진료권 내 모든 의료기관의 구심적 역할을 담당하는 것은 3차 의료기관이다.
④ 보건진료소는 경미한 외래진료만 담당하도록 한다.

6 유병률, 발병률, 발생률에 대한 설명으로 옳지 않은 것은?

① 발생률은 질병에 걸릴 확률을 직접 추정할 수 있다.
② 어떤 집단이 한정된 기간에 한해서만 어떤 질병에 걸릴 위험에 있을 때 전체 인구 중 특정 집단 내에 새로 발병한 총수의 비율은 발병률이다.
③ 특정 시점에서 인구질병이나 질병을 가진 환자 수의 크기를 단위인구로 표시한 것은 기간유병률이다.
④ 발생률이 높으면 기간유병률이 높아진다.

7 다음 저출산으로 정부가 해결해야 하는 방안 중 옳지 않은 것은?

① 저소득층 가정에 지원을 해준다.
② 영유아 문제와 학교 문제 등을 해결할 수 있는 방안을 마련한다.
③ 여성이 출산 후에도 일할 수 있도록 출산 휴가를 마련하는 제도를 도입하여 실시한다.
④ 단기정책으로 아이의 특정 나이에 맞춰서 추진한다.

8 다음 중 패널토의의 장점으로 옳은 것은?

① 질의응답이 빠르게 진행되어 흥미롭다.
② 참가자 전원이 대등한 관계에 있다.
③ 한 가지 주제만 다룰 수 있다.
④ 발표자가 계속 바뀌어 계속적으로 집중할 수 있다.

---

5 ① 1차 의료기관은 동네에 있는 의원, 병원 등으로 외래환자만 진료하며 30인 미만 병상수를 보유한다.

6 ③ 특정 시점에서 인구질병이나 질병을 가진 환자 수의 크기를 단위인구로 표시한 것은 시점 유병률이다. 기간 유병률은 일정 기간 동안 1회 이상 환자 상태에 있었던 사람을 단위인구로 표시한 것이다.

7 ④ 저출산 문제는 장기적으로 추진해야 한다.

8 패널토의…특정 주제에 관해 상반되는 견해를 가진 소수의 배심원들이 다수의 일반 청중이 보는 가운데 사회자의 진행에 따라 토의를 하는 형태이다. 청중은 주로 듣는 역할이지만, 질문을 하거나 발언권을 얻어서 의견을 발표할 수 있다.

정답 및 해설 5.① 6.③ 7.④ 8.①

9 가족간호가 앞으로 더욱 중요해지는 이유는 무엇인가?

① 건강증진에 대한 인식변화
② 평균수명의 증가
③ 여성의 사회적 지위변화
④ 인구의 증가

10 다음 중 가족간호에서 가구원들의 총화로서의 접근방법에 대한 설명으로 옳지 않은 것은?

① 가족자체를 포함하는 간호를 제공한다.
② 취약한 가족원을 중심으로 접근한다.
③ 구성원들은 서로 각자 작용한다.
④ 사업제공시 가족단위로 문제점들을 포괄하여 함께 중재한다.

11 다음 중 Pender의 건강증진모형에 대한 설명으로 옳지 않은 것은?

① 개인적 요인은 변화가 쉽게 일어나 구체화할 수 있다.
② 경쟁적이고 즉각적인 요구와 선호는 건강증진행위를 하는 데 방해가 된다.
③ 행위의 수행이나 강화를 위해 명확한 전략을 확인하는 것은 활동계획에의 몰입이다.
④ 이전 관련된 행위는 건강증진행위에 직·간접적으로 영향을 미쳐 행위를 하는 습관을 만든다.

12 다음 중 보건소에서 실시하는 노인보건사업의 내용으로 옳지 않은 것은?

① 노인요양시설의 입소에 대해 안내해 준다.

② 노인보건 및 건강교육상담을 실시한다.

③ 치매관련 전문교육을 실시한다.

④ 노인장애자의 장애등급을 판정한다.

9　가족간호의 목적은 가족건강을 유지·증진하는 데 있으며 무엇보다 가족 스스로 건강관리를 할 수 있는 능력을 갖도록 하는 것으로, 평균 수명이 증가하면서 가족간호의 중요성이 더욱 증가했다.

10　③ 구성원들은 서로 상호작용하며 유기체적으로 작용한다고 본다.

11　① 개인적 요인은 생물학적 요인, 심리적 요인, 사회문화적 요인으로 변화가 쉽게 일어나지 않는다.

12　④ 노인장기요양보험의 혜택을 받으려면 국민건강보험공단에 등급을 신청해 등급판정위원회로부터 요양인정등급 판정을 받아야 한다.

정답 및 해설　9.②　10.③　11.①　12.④

13 지역사회 건강진단을 위해 인구에서 수집해야 할 정보로 옳지 않은 것은?

① 지역간호에서는 영아사망률과 사망원인, 모성사망률과 사망원인 등이 중요하다.

② 산업간호에서 사망률과 인구이동상태 등의 정보가 필요하다.

③ 인구의 건강상태에 관한 정보에서 상병 및 유병에 대한 정보에는 기간유병률, 시점유병률, 발생률 등이 있다.

④ 실무영역별 인구집단의 흡연, 약물, 음주 등의 건강 형태와 생활양식에 관한 자료가 있어야 한다.

14 다음 중 지역사회 간호사가 보건교육을 실시하려고 할 때 보건교육 계획 시 가장 먼저 해야 할 것은?

① 목적의 설정

② 기준 및 시험의 설정

③ 우선순위의 결정

④ 교육요구의 사정

15 다음의 표에서 교차비를 구하는 식으로 옳은 것은?

		질병의 유무	
		있음	없음
과거력	있음	가	나
질병의 요인	없음	다	라

① $\dfrac{\dfrac{가}{가+다}}{\dfrac{나}{나+라}}$

② $\dfrac{가 \times 라}{나 \times 다}$

③ $\dfrac{가 \times 다}{나 \times 라}$

④ $\dfrac{\dfrac{가}{가+나}}{\dfrac{다}{다+라}}$

16 다음 중 모성 클리닉에서 능동적으로 간호대상자를 발견하는 방법으로 옳지 않은 것은?

① 지역주민에게 적극적으로 홍보한다.
② 출생신고 자료와 전·출입 신고자료를 이용한다.
③ 모성 클리닉을 내소하는 대상자를 관리한다.
④ 간호사가 직접 가정방문을 통하여 발견한다.

---

13 ② 산업간호에서는 도수율, 강도율, 건수율, 평균손실 일수 등의 정보를 필요로 한다.

14 ④ 지역사회 간호사가 보건교육을 실시할 때는 교육요구의 사정을 바탕으로 보건교육 계획을 수립해야 한다.

15 교차비란, 질병이 있는 경우 위험인자 유무의 비와 질병이 없는 경우 위험인자 유무의 비의 비를 말한다. 환자
－대조군 연구에서 주로 사용하며, 통계분석에서 수학적인 장점이 있다.
가 : 나 = 다 : 라 ∴ $\dfrac{가 \times 라}{나 \times 다}$

16 ③ 모성 클리닉을 내소하는 대상자를 관리하는 것은 수동적인 방법이다.

정답 및 해설 13.② 14.④ 15.② 16.③

17 보건교사가 보건일지를 작성하고자 한다. 보건일지에 기록하는 내용으로 옳은 것은?

> ㉠ 보건교육의 대상자 및 교육내용
> ㉡ 방문학생의 처치내용
> ㉢ 당일 학교의 특별 지시사항
> ㉣ 학생의 건강자료

① ㉠㉡㉢
② ㉡㉢㉣
③ ㉠㉢㉣
④ ㉠㉡㉢㉣

18 다음 중 보건교사가 예방접종을 하기 전에 해야 할 일로 옳은 것은?

> ㉠ 알레르기에 대한 과거력을 확인한다.
> ㉡ 대상자의 활력징후를 점검한다.
> ㉢ 만성질환의 유무를 파악한다.
> ㉣ 감기나 설사, 발열증세가 있는지 확인한다.

① ㉠㉡㉢
② ㉡㉢㉣
③ ㉠㉢㉣
④ ㉠㉡㉢㉣

19 다음 중 BOD로 하천수의 오염도를 나타낼 때 기준은?

① 1ppm 이하
② 10ppm 이하
③ 15ppm 이하
④ 20ppm 이하

20 다음 중 2군 전염병에 대한 설명으로 옳지 않은 것은?

① 예방접종이 가장 효과적인 관리방법이다.
② 원인 미생물의 독력이 약하다.
③ 원인 미생물의 감염력이 크다.
④ 디프테리아, 홍역 등이 이에 속한다.

---

17 보건일지는 학생들의 건강 상태를 그날그날 점검하여 기록하는 문서로 제시된 내용 모두 보건일지에 기록하여야 하는 사항에 포함된다.

18 보건교사가 예방접종을 하기 전에는 알레르기나 만성질환의 유무를 파악하고 그날의 활력징후나 감기, 설사, 발열 등의 건강상태를 확인하여 접종하도록 한다.

19 위생하수의 서한도는 DO 5ppm 이상, BOD 20ppm 이하이다.

20 독력은 병원체가 숙주에 대해 심각한 임상증상과 장애를 일으키는 능력으로 제2군 감염병 중 수두나 풍진은 독력이 낮지만, 일본뇌염은 독력이 강하다.(관련 법조항이 삭제 및 제·개정되었다. 「감염병의 예방 및 관리에 관한 법률」 제2조 참고)

정답 및 해설 17.④ 18.④ 19.④ 20.②

2009 5월 23일 | 제1회 지방직 시행

1 뉴만(Neuman)의 건강관리체계 이론에 대한 설명으로 옳은 것은?

① 저항선은 스트레스원이 정상방어선을 침범하지 못하도록 완충역할을 한다.
② 기본구조는 생존하기 위한 필수적인 구조로 이를 보호하는 3가지 방어선으로 둘러싸여 있다.
③ 유연방어선을 강화하는 것은 2차 예방에 해당된다.
④ 정상방어선은 기본구조의 가장 가까이에서 스트레스원에 대한 내적 저항력을 가진다.

2 1920년대 우리나라에서 태화여자관에 보건사업부를 설치하고 간호사를 초빙하여 임산부 위생, 아동의 위생지도, 가정방문 등 전염병 예방과 환경위생사업을 실시했던 선교사는?

① 릴리안 왈드(Lillian Wald)
② 푀베(Pheobe)
③ 로선복(Elma T. Rosenberger)
④ 윌리암 라스본(W. Rathbone)

3 진료비 지불제도 유형에 대한 설명으로 옳은 것은?

① 봉급제는 형식적 진료를 막고 개별적 의료서비스 제공이 가능하다.

② 포괄수가제는 의사의 수입이 안정되고 의료인의 자율성이 보장된다.

③ 인두제는 고도의 과학기술 발달로 고급 의료기술 개발에 기여한다.

④ 행위별 수가제는 의사의 환자진료 재량권이 커지고 예방보다는 치료에 중점을 두는 경향이 있다.

---

1 ① 스트레스원이 정상방어선을 침범하지 못하도록 완충역할을 하는 것은 유연방어선이다.

③ 유연방어선을 강화하는 것은 1차예방에 해당된다.

④ 기본구조의 가장 가까이에서 스트레스원에 대한 내적 저항력을 가지는 것은 저항선이다.

2 우리나라에 지역사회 간호사업이 소개된 것은 1923년 로선복(Miss Elma T. Rosenberger)이 태화여자관에 보건사업부를 설치한 것이 시초이다.

① 1893년 구제사업소를 통해 방문간호사업활동을 본격적으로 시작하여 간호의 접근성을 높였다.

② A.D 60년경의 최초의 방문간호사이다.

④ 비종교적인 방문간호사업을 처음 시작하였다.

3 ① 봉급제는 진료의 형식화 및 관료화, 낮은 생산성을 유발할 수 있다는 단점이 있다.

② 포괄수가제는 의료행위의 자율성을 감소시키며 신규 의학기술에는 적용하기 어렵다.

③ 인두제는 의료인 수입의 평준화를 유도하며 고도의 전문의에게는 적용이 곤란하다.

정답 및 해설 1.② 2.③ 3.④

4 우리나라 보건행정체계의 특징으로 옳지 않은 것은?

① 보건의료기관을 정부가 주관함으로써 의료서비스에 대한 간섭과 통제력을 최대화하고 있다.
② 민간의료기관 간의 과도한 경쟁으로 합리적 기능분담이 어렵다.
③ 공공부문 간의 독자적인 보건의료전달체계가 운영되지 못하고 있다.
④ 민간과 공공기관 간의 경쟁으로 협조 및 보완체계가 어렵다.

5 지역보건법에 의한 보건소 관장업무로 옳지 않은 것은?

① 감염병의 예방, 관리 및 진료
② 노인보건사업
③ 가정이나 사회복지시설을 방문하여 행하는 보건의료사업
④ 의료인에 대한 보수교육

6 건강행위변화단계 모델에 근거하여 금연교육을 할 때 다음과 같은 정보를 제공하기에 가장 적합한 대상자는?

> 금연시기 설정 등 금연 계획, 금연 서약서 작성, 금단증상의 대처방법, 자신감 강화

① 금연에 전혀 관심이 없는 사람
② 6개월 이내에 금연 의도가 있는 사람
③ 1개월 이내에 금연 의도가 있는 사람
④ 지난주에 금연을 시작한 사람

7 지역사회간호사가 하루 동안 다음과 같은 가정을 방문하려고 한다. 방문하는 순서를 바르게 나열한 것은?

> ㉠ 가정형편이 어렵고 입덧이 심한 4주된 임산부
> ㉡ 결핵약을 복용한 지 2일된 결핵환자
> ㉢ 갑자기 아무것도 먹지 않는 신생아
> ㉣ 1년 동안 인슐린을 투여하고 있는 당뇨환자

① ㉢→㉡→㉠→㉣
② ㉠→㉢→㉣→㉡
③ ㉢→㉠→㉣→㉡
④ ㉠→㉢→㉡→㉣

---

4 ① 우리나라 보건행정체계는 다양한 기관에 의해서 주도되고 관장되고 있는 다원화 체계로 공공보건의료가 취약하다는 특징이 있다.

5 ④ 중앙회는 보건복지부령에 따라 회원의 자질 향상을 위하여 보수교육을 실시해야 한다〈의료법 제30조 제2항〉.

6 ③ 준비단계에 가장 적절한 대상이다.
  ※ 건강행위변화단계
    ㉠ **계획 전 단계** : 담배를 끊을 의도가 없는 상태
    ㉡ **계획단계** : 담배의 해로움을 인식하지만 당장은 아닌 6개월 이내에 금연을 고려하는 단계
    ㉢ **준비단계** : 금연예정일을 한 달 이내로 생각하며 구체적으로 금연을 준비하는 단계
    ㉣ **행동단계** : 금연에 돌입하여 금연을 시작한 지 한 달 이내의 시기
    ㉤ **유지단계** : 최소 한 달 이상 금연을 지속하고 있는 단계

7 가정방문의 우선순위
  ㉠ 감염성 대상과 비감염성 대상 간에는 비감염성 대상을 우선으로 한다.
  ㉡ 개인과 진단 사이에서는 집단을 우선으로 한다.
  ㉢ 급성질환과 만성질환 사이에서는 급성질환을 우선으로 한다.
  ㉣ 의심 대상과 문제 대상 사이에서는 의심이 있는 대상을 우선으로 한다.
  ㉤ 신환자와 구환자 사이에서는 신환자를 우선으로 한다.
  ㉥ 산재되어 있는 곳과 집합되어 있는 곳 사이에서는 집합되는 곳을 우선으로 한다.

정답 및 해설 4.① 5.④ 6.③ 7.③

8 지역사회간호 수단 중 가정방문의 장점으로 옳은 것은?

① 거동이 불편하여 내소할 수 없는 대상자에게 간호를 제공할 수 있다.
② 같은 문제를 가진 가족끼리 서로의 경험을 나눌 수 있다.
③ 방문간호사의 시간과 비용을 절약할 수 있다.
④ 특수상담이나 의뢰활동을 즉각적으로 실시할 수 있다.

9 Duvall의 가족성장주기에 따른 발달과업 중에서 진수기 가족의 발달과업으로 옳은 것은?

① 자녀의 출가에 따른 부모의 역할 적응
② 배우자의 죽음에 대한 적응
③ 가족 내 규칙과 규범의 확립
④ 자녀의 사회화와 양육

10 고등학교 보건교사가 15명의 흡연학생들을 대상으로 금연프로그램을 운영한 결과, 흡연율이 50% 감소한 것으로 평가하였다. 평가 범주는?

① 사업진행에 대한 평가
② 투입된 노력에 대한 평가
③ 목표달성정도에 대한 평가
④ 사업의 효율성에 대한 평가

11 다음과 같은 인구구조를 가진 지역사회의 노년부양비는?

- 0 ~ 14세 : 2,000명
- 15 ~ 44세 : 5,000명
- 45 ~ 64세 : 6,000명
- 65 ~ 74세 : 700명
- 75세 이상 : 400명

① 3.6%

② 6.4%

③ 8.5%

④ 10.0%

8 ② 같은 문제를 가진 가족끼리 서로 정보를 나누는 집단효과를 얻을 수 없다.
   ③ 시간과 비용이 많이 소요된다.
   ④ 특수상담이나 전문적인 서비스를 즉각적으로 받을 수 없다

9 ② 노년기
   ③ 학령기 가족
   ④ 학령 전기 가족

10 목표달성정도에 대한 평가 … 제한된 기간 동안 설정된 목표가 어느 정도 도달했는지를 구체적 목표(하위 목표)에서 파악하는 것이다.
   ① 사업수행계획을 기준으로 내용 및 일정에 맞게 수행되었는지 또는 되고 있는지를 파악한다.
   ② 투입된 인적·물적 자원에 대하여 평가한다.
   ④ 투입된 인적·물적 자원 등을 비용으로 환산하여 그 사업의 단위목표량에 대한 투입된 비용이 어느 정도인지를 산출하는 것이다.

11 노년부양비 $= \dfrac{65세 \; 이상 \; 인구수}{15 \sim 64세 \; 인구수} \times 100(\%) = \dfrac{1,100}{11,000} \times 100(\%) = 10.0(\%)$

정답 및 해설 8.① 9.① 10.③ 11.④

12 유방암 자가 검진 후에 조직검사를 실시한 결과이다. 유방암 자가 검진의 민감도는?

조직검사 유방암 자가검진	양성	음성	계
양성	20	40	60
음성	10	160	170
계	30	200	230

① $\dfrac{20}{30} \times 100(\%)$

② $\dfrac{20}{60} \times 100(\%)$

③ $\dfrac{160}{170} \times 100(\%)$

④ $\dfrac{10}{170} \times 100(\%)$

13 가족의 건강사정 도구인 가계도(Genogram)에 대한 설명으로 옳은 것은?

① 3대 이상에 걸친 가족구성원들의 혈족관계를 알 수 있다.
② 가족구성원과 외부환경과의 상호작용을 분석할 수 있다.
③ 동거하는 가족구성원들 간의 밀착관계를 이해할 수 있다.
④ 가족구성원에게 영향을 준 사건을 연대순으로 파악할 수 있다.

14 전문간호사 자격 취득을 위한 과정으로 옳은 것은?

① 해당분야의 기관에서 2년 이상 간호사로서의 실무경력이 있어야 전문간호사 교육기관에 교육과정을 신청할 수 있다.

② 전문간호사 교육과정은 교육과학기술부장관이 인정하는 전문간호사 교육기관에서 실시할 수 있다.

③ 보건복지부장관이 인정하는 외국에서 전문간호사 자격을 취득하면 전문간호사 자격인정을 받을 수 있다.

④ 보건복지부장관이 지정하는 전문간호사 교육기관에서 2년 이상 교육과정을 이수하면 자격시험에 응시할 수 있다.

---

12 정확도 측정

㉠ **민감도**(sensitivity) : 질병이 있는 사람을 질병이 있다고 판정하는 능력

㉡ **특이도**(specificity) : 건강한 사람을 건강한 사람을 판정하는 능력

㉢ **예측도**(predictability) : 질병을 판정한 사람 가운데 실제 질병을 가진 사람의 비율

※ **민감도 구하는 공식** … 민감도 $= \dfrac{\text{양성 판정자수}}{\text{양성 판정자수 + 음성 판정자수}} \times 100(\%)$

13 ② 외부체계도(Eco-map)를 통해 파악할 수 있다.

③ 가족밀착도(Attachmentgram)를 통해 파악할 수 있다.

④ 가족연대기(Family life chronology)를 통해 파악할 수 있다.

※ **가계도**(Genogram) … 3세대 이상에 걸친 가족 구성원의 정보 및 관계를 나타내어 가족 전체의 구성과 구조를 파악할 수 있도록 고안된 것이다.

14 ① 전문간호사 교육과정을 신청할 수 있는 자는 교육을 받기 전 10년 이내에 해당분야의 기관에서 3년 이상 간호사로서의 실무경력이 있는 자로 한다.

② 전문간호사 교육과정은 보건복지부장관이 지정하는 전문간호사 교육기관이 실시하고 그 교육기간은 2년 이상으로 한다.

③ 보건복지부장관이 인정하는 외국의 해당 분야 전문간호사 자격이 있는 자로 보건복지부장관이 실시하는 전문간호사 자격시험에 합격하여야 한다.

정답 및 해설 12.① 13.① 14.④

15 방직공장 보건실에 근무하고 있는 김간호사가 대상자의 건강관리를 위하여 해야 할 업무로 옳은 것은?

① 정기적인 건강진단실시 결과의 검토
② 사업장 순회점검 및 지도
③ 근로시간 단축 등 근로자의 건강보호조치
④ 작업방법의 공학적 개선 · 지도

16 과다행동 학습장애 학생에 대한 다양한 학습방법을 찾기 위한 교사들의 모임을 개최하였다. 교사 각자가 기발한 아이디어를 제시할 수 있도록 하는 토론 방법은?

① 세미나
② 심포지엄
③ 브레인스토밍
④ 패널토의

17 지역사회에 거주하고 있는 고위험군을 발굴하여 대상자의 문제를 사정, 계획, 수행, 평가하고 지역사회 내의 다양한 보건의료서비스로 연계시켜 주는 지역사회간호사 역할로 옳은 것은?

① 사례관리자(case manager)
② 변화촉진자(facilitator)
③ 옹호자(advocator)
④ 조정자(coordinator)

18 건강한 사람을 대상으로 흡연여부에 따라 일정한 시간이 경과한 후 폐암 발생이 어떻게 나타나는지를 비교하여 원인요인을 규명하고자 할 때 적절한 연구설계는?

① 단면조사연구(cross-sectional study)

② 전향적 코호트연구(prospective cohort study)

③ 환자대조군연구(case-control study)

④ 후향적 코호트연구(retrospective cohort study)

---

15 ①③ 산업보건의의 직무에 해당한다.
④ 산업위생관리산업기사 또는 환경관리산업기사의 직무이다.

16 브레인스토밍(Brainstorming) … 3인 이상의 인원이 모여서, 하나의 주제에 대하여 자유롭게 논의를 전개하고 창의적인 아이디어를 생산하기 위한 회의 기법이다. 참가자들은 다른 참가자가 제시한 의견에 대해서 비판을 해서는 안 되며 일정 시간 동안 제시된 생각들을 모아서 그 주제에 가장 적합한 생각을 다듬어가는 과정을 거친다.

17 ② 개인·가족·지역사회 수준의 건강문제에 대처하는 능력을 증진시키는 역할로 의사결정을 하는데 영향력을 행사하여 보건의료를 위한 변화를 효과적으로 가져오도록 돕는다.
③ 간호대상자 스스로 정보를 얻는 능력이 생길 때까지 알려주고 안내하며 개인이나 집단의 이익을 위해 행동하거나 그들의 입장에서 서서 의견을 제시하는 역할을 한다.
④ 다양한 자원으로부터 서비스를 받는 대상자를 관리하는 역할을 한다.

18 코호트 연구(cohort studies) … 연구대상으로 특정 인구집단을 선정, 그 대상으로부터 특정 질병의 발생에 관여한다고 의심되는 어떤 특성 인자에 폭로된 정보를 수집한 후, 특정 질병의 발생을 시간경과에 따라 전향적으로 추적·관찰함으로써 특정 요인에 폭로되지 않은 집단에 비해 폭로된 집단에서의 질병 발생률을 비교하는 역학적 연구방법이다.
㉠ 전향적 코호트 연구(prospective cohort study) : 코호트가 정의된 현재 시점에서 폭로에 대한 자료를 수집한다. 폭로에 대해 가장 최신의 자료를 얻는 것이 가능하며 폭로 여부를 분류하는 과정에서의 비뚤림이 최소화될 수 있다. 그러나 잠복기간이 긴 질병의 경우에는 제한점이 있다.
㉡ 후향적 코호트 연구(reconstructed cohort study) : 연구가 계획되기 이전에 이미 폭로여부를 측정한 자료를 이용하여 잠복기간이 긴 질병의 경우에 유용하다.

정답 및 해설 15.② 16.③ 17.① 18.②

19 다음 제시문의 ㉠㉡에 들어갈 인구구조 유형은?

> 인구구조의 유형에서 0 ~ 14세 인구가 50세 이상 인구의 2배가 넘는 전형적인 후진국형 인구구조는 (㉠)이고 저출산과 고령화로 인한 출생률이 사망률보다 더욱 낮아 인구가 감퇴하는 인구구조는 (㉡)이다.

	㉠	㉡
①	종형	항아리형
②	피라미드형	호로형
③	종형	호로형
④	피라미드형	항아리형

20 다음 내용에 해당하는 작업환경 관리방법은?

> 산업장에서 고압으로 가동하는 기계나 고속회전을 요하는 시설로부터 근로자를 보호하기 위하여 강력한 콘크리트 방호벽을 쌓았다.

① 대치
② 격리
③ 환기
④ 교육

19 인구피라미드

    ㉠ **피라미드형** : 출생률과 사망률이 모두 높은 저개발국가의 인구구조에서 나타나는 형태이다.

    ㉡ **종형** : 출생률과 사망률이 모두 낮은 선진국형 인구구조에서 나타나는 형태이다.

    ㉢ **항아리형** : 출생률이 사망률보다 낮아 인구가 감소하는 인구구조에서 나타나는 형태이다.

    ㉣ **호로형** : 생산연령 인구의 유출이 큰 농촌형 인구구조에서 나타나는 형태이다.

20 작업환경개선의 기본원칙

    ㉠ **대치**(Substitution) : 유해요인 자체를 제거시켜 근로자를 유해요인으로부터 노출되지 않도록 하는 것이다.

    ㉡ **격리**(Isolation) : 유해·위험 요소와의 접촉을 금지한다.

    ㉢ **환기**(Ventilation) : 작업장에서 오염된 공기를 제거하고 새로운 공기를 치환한다.

    ㉣ **교육**(Education) : 기업주 및 근로자에게 직업병 예방 및 사후대책에 대하여 지도한다.

정답 및 해설 19.④ 20.②

1 주민을 대상으로 지역사회 간호를 제공하려고 할 때 고려해야 할 기본 원칙은?

① 대상자의 요구에 근거한 지역사회 간호사업을 계획한다.
② 선택된 인구집단을 대상으로 국가가 정한 간호사업을 계획한다.
③ 질병치료를 주목적으로 지역사회 간호사업을 계획한다.
④ 정부정책에 근거하여 이를 지원하기 위한 지역사회 간호사업을 계획한다.

2 맞춤형 방문건강관리사업을 실시하게 된 배경으로 옳은 것을 모두 고른 것은?

> ㉠ 취약계층을 위한 보건의료이용 형평성 제공
> ㉡ 고령화에 따른 치매, 중풍 등 장기요양보호 노인의 급속한 증가
> ㉢ 건강생활실천 유도 등 적극적인 만성질환 예방 및 관리 활동
> ㉣ 만성 퇴행성질환자 증가

① ㉠㉡㉢
② ㉡㉢㉣
③ ㉠㉡㉣
④ ㉠㉡㉢㉣

3 세계보건기구의 일차보건의료의 필수 서비스로 옳지 않은 것은?

① 중증 휘귀병의 치료

② 식량의 공급과 영양의 증진

③ 가족계획을 포함한 모자보건

④ 그 지역의 풍토병 예방과 관리

---

1 ① 지역사회 간호제공에 있어 기본적으로 지역주민의 건강요구에 맞는 서비스를 제공해야 한다.
③ 질병치료가 아니라 예방을 주목적으로 한다.
④ 정부정책에 근거한 간호제공은 차선의 문제이다.

2 맞춤형 방문건강관리사업의 인적구성은 의사, 간호사, 물리치료사, 영양사, 운동지도관리사, 치과위생사로 구성
되어 있다. 거동이 불편하거나 스스로 관리가 되지 않는 취약계층을 정기적으로 방문하여 고혈압, 당뇨 등 만
성질환을 관리하며 영양·운동 등 건강생활실천을 유도한다.

3 세계보건기구(WHO)의 일차보건의료 필수 서비스
㉠ 주요 건강문제에 대한 예방 및 관리방법에 대한 교육
㉡ 식량공급과 적절한 영양에 대한 권장
㉢ 충분하고 안전한 상수의 급수와 기본위생
㉣ 모자보건과 가족계획
㉤ 주요 급성감염병에 대한 예방접종
㉥ 지방병 또는 풍토병에 대한 예방과 관리
㉦ 통상질환과 외상에 대한 기초진료
㉧ 필수약품의 제공

정답 및 해설   1.①   2.④   3.①

4 환경영향평가에 대한 설명으로 옳은 것은?

① 개발사업 후의 건설이 자연 및 생활환경에 미친 영향을 평가함으로써 더 이상의 오염을 초래할 개발사업을 억제하기 위한 제도이다.

② 환경에 미치는 영향이 큰 법률, 행정계획 등 국가정책을 수립하거나 개발계획을 시행한 후에 이러한 시행이 환경에 미친 영향을 평가하는 제도이다.

③ 개발사업 전에 파생할 자연 및 생활환경의 변화를 평가하여 그 대책을 개발계획에 포함시킴으로써 환경에의 부정적 영향을 최소화하거나 방지하기 위해 시행하는 제도이다.

④ 각종 사업을 하는데 있어 개발사업의 경제성과 기술성보다 환경적 요인을 전적으로 고려하여 개발보다는 환경오염 방지에 초점을 두는 제도이다.

5 인구의 출생률과 사망률이 모두 낮으나 출생률이 사망률보다 더 낮아서 인구가 감소하는 인구 구조의 유형은?

① 피라미드형

② 종형

③ 항아리형

④ 별형

6 만성질환자가 있는 취약가족을 대상으로 가족기능을 강화하기 위한 전략에 해당하는 것만을 모두 고른 것은?

> ㉠ 가족 내 결속을 강화할 수 있는 프로그램 제공
> ㉡ 대상자의 자아 존중감 향상 및 격려와 지지
> ㉢ 만성질환으로 인한 생활양식 변화에 적극적 대치
> ㉣ 가족부담감을 고려하여 타 기관에 의뢰

① ㉠㉡㉢
② ㉡㉢㉣
③ ㉠㉡㉣
④ ㉠㉡㉢㉣

---

4 환경영향평가는 대상사업의 사업계획을 수립·시행할 때 미리 그 사업이 환경에 미칠 영향을 평가·검토하여 친환경적이고 지속가능한 개발이 되도록 함으로써 쾌적하고 안전한 국민생활을 도모함을 목적으로 하는 것이다. 환경에 영향을 미치는 사업을 하려는 자는 그 사업의 시행으로 인하여 환경에 미치는 해로운 영향이 최소화될 수 있도록 하여야 한다.

5 ① 출생과 사망률이 모두 높다. 0 ~ 14세 인구가 50세 이상 인구의 2배이며 후진국에서 많이 발견되는 인구구조 유형이다.
② 출생률과 사망률 모두 낮다. 0 ~ 14세 인구가 50세 이상 인구의 2배와 같다. 선진국에서 많이 발견되며 노령화된 인구문제가 대두되는 인구구조 유형이다.
③ 출생률과 사망률 모두 낮지만 출생률이 사망률보다 더 낮아 인구가 감소하는 감퇴형으로 일부 선진국에서 많이 발견되는 인구구조 유형이다. 0 ~ 14세 인구가 50세 이상 인구의 2배가 못된다.
④ 15 ~ 49세 인구가 전체인구의 50%를 넘는 도시형이다. 출산연령이 높아 유년층의 비율 또한 높다.

6 취약가족역량사업이란 저소득취약가족이 스스로의 강점을 발견하여 어려움을 해결할 수 있도록 취약가족의 개별특성에 맞는 통합사례와 지역자원 연계를 통한 맞춤서비스를 실천하여 보다 당당한 가족으로 자립할 수 있도록 돕는 사업이다. 지원 내역으로는 개인 및 가족상담, 지역사회의 활용 가능한 자원탐색 및 연결, 건강가정지원센터 내 프로그램 연계 등이 있다.

정답 및 해설 4.③ 5.③ 6.①

7 국민의료비 증가에 대한 대책으로 옳지 않은 것은?

① 진료비 일부를 본인에게 부담시킨다.

② 행위별수가제와 같은 진료비 보수지불체계를 도입한다.

③ 무절제한 고가 의료장비의 도입을 막는다.

④ 국가 또는 건강보험자 단체가 보건의료서비스의 양, 수가, 진료에 투입되는 자원을 통제한다.

8 뉴만의 건강관리체계모형의 주요개념인 1차 예방으로 옳은 것은?

① 학령전기 아동을 대상으로 손 씻기 교육을 하였다.

② 뇌졸중 환자의 자조모임에서 자가간호 교육을 실시하였다.

③ 30대 이상 여성에게 여성암 예방을 위한 자궁경부암 검진을 실시하였다.

④ 만성 천식아동을 대상으로 재입원율 감소를 위한 자가조절 천식프로그램을 교육하였다.

9 수두를 심하게 앓고 있는 학생에 대한 등교 중지를 명할 수 있는 자는?

① 담임교사

② 보건교사

③ 학교장

④ 교육감

10 급성감염병 만연 시 효과적인 보건교육 방법 또는 수단은?

① 강연회

② 개별교육

③ 그룹토론회

④ 매스컴 이용

---

7 ② 행위별수가제(fee for service)는 제공된 서비스의 단위당 가격과 서비스 양의 곱만큼 가격을 지불하는 제도이다. 진료의 내역에 따라 의료비가 결정되므로 수입극대화를 위한 의사들의 과잉진료로 인하여 예방보다는 치료중심의 의료행위가 행하여지는 후불제이기 때문에 의료비보험급여의 증가를 가져온다.

8 ① 손 씻기 교육은 자극원의 유입을 감소시킨다.

9 학교의 장은 건강검사의 결과나 의사의 진단 결과 감염병에 감염되었거나, 감염된 것으로 의심되거나, 감염될 우려가 있는 학생 및 교직원에 대하여 등교를 중지시킬 수 있다.

10 ① 전통적인 방법으로 학습자에게 설명하면 학습자는 필기하고 암기하는 학습방법이다.
② 가정방문 또는 전화를 통한 교육 시 흔히 사용되는 방법으로 일대일로 상호작용하면서 문제를 해결하는 방법이므로 효과는 높지만 경제적으로 효율성이 없다.
③ 10 ~ 15명 정도의 인원으로 구성되어 자유로운 분위기에서 토의하는 것이다. 능동적인 참여를 통하여 민주적인 회의능력을 기를 수 있지만 토론기술이 없거나 참여자간 수준이 맞지 않으면 자연배제되는 단점이 있다.
④ 빠른 속도로 즉각적인 반응을 얻을 수 있기 때문에 응급한 상황에 효과적이다.

정답 및 해설　7.② 8.① 9.③ 10.④

11 다음은 어떤 범주의 평가인가?

> A지역에서 당뇨병 교육을 실시하였다. 교육실시 결과 지역 내 당뇨병 교육이 필요한 대상자의 10%가 교육을 받았다. 따라서 추가적인 교육이 필요한 것으로 평가되었다.

① 노력
② 효과
③ 효율성
④ 적합성

12 근로자의 연 작업시간당 재해 발생건수를 표시한 산업재해 지표는?

① 도수율
② 강도율
③ 건수율
④ 평균 작업손실일 수

13 노인장기요양보험제도에 따른 장기요양급여의 종류로 옳지 않은 것은?

① 경로연금급여
② 재가급여
③ 시설급여
④ 특별현금급여

11 ④ 지역사회 요구량의 비율을 계산하는 것으로 인적·물적 자원의 충족여부를 파악할 수 있다.
※ **평가계획 구성요소**
  ㉠ 평가자
  ㉡ 평가시기
  ㉢ 평가도구
  ㉣ **평가범주** : 사업성취도, 투입된 노력, 사업의 진행정도, 사업의 적합성, 사업의 효율성

12 ② **강도율** : 위험에 노출된 시간에 따라 얼마나 강한 손상이 발생했는가 보는 비율이다.
③ **건수율** : 1년 동안 노동자 1,000명당 몇 명이 재해를 입었는가를 표시하는 것이다.
④ **평균 작업손실일 수** : 위험에 노출된 시간에 따라 얼마나 강한 손상이 발생했는가 보는 비율이다.

13 장기요양급여의 종류
  ㉠ **재가급여**
  • **방문요양** : 장기요양요원이 수급자의 가정 등을 방문하여 신체활동 및 가사활동 등을 지원하는 장기요양급여
  • **방문목욕** : 장기요양요원이 목욕설비를 갖춘 장비를 이용하여 수급자의 가정 등을 방문하여 목욕을 제공하는 장기요양급여
  • **방문간호** : 장기요양요원인 간호사 등이 의사, 한의사 또는 치과의사의 지시서(방문간호지시서)에 따라 수급자의 가정 등을 방문하여 간호, 진료의 보조, 요양에 관한 상담 또는 구강위생 등을 제공하는 장기요양급여
  • **주야간보호** : 수급자를 하루 중 일정한 시간 동안 장기요양기관에 보호하여 신체활동 지원 및 심신기능의 유지향상을 위한 교육훈련 등을 제공하는 장기요양급여
  • **단기보호** : 수급자를 보건복지부령으로 정하는 범위 안에서 일정 기간 동안 장기요양기관에 보호하여 신체활동 지원 및 심신기능의 유지·향상을 위한 교육·훈련 등을 제공하는 장기요양급여
  • **기타 재가급여** : 수급자의 일상생활·신체활동 지원에 필요한 용구를 제공하거나 가정을 방문하여 재활에 관한 지원 등을 제공하는 장기요양급여로서 대통령령으로 정하는 것
  ㉡ **시설급여** : 장기요양기관이 운영하는 노인의료복지시설 등에 장기간 동안 입소하여 신체활동 지원 및 심신기능의 유지·향상을 위한 교육·훈련 등을 제공하는 장기요양급여
  ㉢ **특별현금급여** : 가족요양비, 특례요양비, 요양병원간병비

정답 및 해설 11.④ 12.① 13.①

14 1980년 「농어촌 등 보건의료를 위한 특별조치법」이 공포되면서 일차보건의료를 담당하기 위해 지역사회에 배치된 간호사는?

① 보건간호사

② 보건진료원

③ 노인전문간호사

④ 가정전문간호사

15 역학적 검사방법에 대한 설명으로 옳지 않은 것은?

① 민감도란 질병이 있을 때 특정 검사방법이 질병이 있는 것으로 확인된 사례의 비율을 말한다.

② 특이도란 질병이 없을 때 특정 검사방법이 질병이 없는 것으로 확인된 사례의 비율을 말한다.

③ 타당도란 동일 대상에 대해 동일한 방법으로 반복 측정할 때에 얼마나 일치된 결과를 나타내느냐를 의미한다.

④ 양성예측도란 측정에 의해 질병이 있다고 판단한 사람들 중에 실제로 그 질병을 가진 사람들의 비율을 말한다.

16 가족 내 가장 취약한 구성원을 중심으로 가족내외의 상호작용을 확인할 수 있는 가족 사정도구는?

① 가족구조도

② 가족밀착도

③ 외부체계도

④ 사회지지도

17 콜레라 유행조사의 역학적 과정에서 가장 먼저 실시해야 하는 것은?

① 유행병이 발생한 장소의 특성을 조사한다.
② 오염된 우물물의 공통 감염원을 파악한다.
③ 콜레라의 과거 발생률을 확인한다.
④ 재발을 예방하기 위해 즉시 주민교육 프로그램을 실시한다.

---

14 1980년 제정된 '농어촌 등 보건의료를 위한 특별조치법'을 공포하면서 의료취약 지역의 일차보건의료는 일정기간의 교육을 마친 보건진료원이 담당하고 있다.

15 ③ 타당도는 정확도를 따지는 것이기 때문에, 신뢰도(재현성)를 말한다. 신뢰도는 오차의 정도에 따라 높다, 낮다로 표현하는데 얼마나 일관된 모습을 보이는가에 대한 것이다. 예를 들어 수학쪽지시험에서 한 학생이 옳은 답안이 2인데도 항상 3을 써낸다면, 그것은 정확한 답안이 아니기 때문에 타당성은 떨어지지만 항상 일관된 모습을 보이기 때문에 신뢰도는 높다고 볼 수 있는 것이다.

※ 검사법의 조건

  ㉠ 타당도(정확도)
   • 민감도 : 해당 질환자에게 검사법을 실시한 결과 양성으로 나타나는 비율
   • 특이도 : 해당 질환에 걸려있지 않은 사람에게 검사법을 적용시켰을 때 결과가 음성으로 나오는 비율
   • 예측도 : 그 검사법이 질병이라고 판정한 사람들 중에서 실제로 그 질병을 가진 사람들의 비율

  ㉡ 신뢰도(재현성)
   • 동일대상을 동일방법으로 측정할 때 얼마나 일관성을 가지는지 보는 비율(정밀성)
   • 오차의 정도에 따라 신뢰도가 높다, 낮다로 표현

16 ④ 사회지지도는 가족 내 가장 취약한 구성원을 중심으로 부모, 형제, 친척, 친구 그리고 지역사회 등과의 관계를 그려봄으로 가족내외의 상호작용을 파악할 수 있다.

17 유행조사의 역학적 과정
진단의 확인→유행의 확인→유행의 시간별 분포→유행의 지리적 분포→유행의 인적특성별 분포→유행의 분포(시간, 장소, 인적사항, 매개체 등의 종합)→대책수립과 보고서 작성

정답 및 해설 14.② 15.③ 16.④ 17.③

18 한 나라의 '영아사망률이 감소한다'는 의미의 해석으로 옳은 것은?

① 국가의 가치와 문화의 향상을 의미한다.

② 국가의 모자보건, 영양섭취, 보건환경의 향상을 의미한다.

③ 생후 28일 이내의 사망자수의 감소를 의미한다.

④ 조사망률의 감소를 의미한다.

19 우리나라 노인인구의 특성을 설명한 것으로 옳지 않은 것은?

① 2000년부터 고령사회(aged society)로 진입하였다.

② 노년부양비가 지속적으로 증가하고 있다.

③ 노령화지수가 급격히 증가하고 있다.

④ 65세 이상 노인의 연령이 증가할수록 성비가 낮아지고 있다.

20 지역사회정신보건사업의 대상자별 서비스로 옳지 않은 것은?

① 정신질환이 없는 일반 성인에게 스트레스 관리 교육을 한다.

② 알코올 문제가 있는 아버지를 둔 다문화가정의 자녀에게 정신건강 조기검진을 실시한다.

③ 만성정신질환자에게 정신질환에 대한 편견해소 홍보를 한다.

④ 지역내 노인을 대상으로 치매선별검사와 상담을 한다.

18 영아사망률은 한 국가의 대표적인 보건지표로 사용된다. 보건학적 상태뿐만 아니라 사회적·경제적·문화적 조건 등과 관계가 있어 영아사망률이 감소한다는 것은 국가의 모자보건, 영양섭취, 보건환경의 향상을 의미한다.

19 ① 2000년부터 고령화사회로 진입하였다. 평균수명의 연장으로 노년인구가 증가하여 노령화 지수가 급격히 증가하고 노년부양비 역시 지속적으로 증가하고 있다. 2017년 인구주택총조사에 따르면 65세 이상 고령인구비율이 14.2%로 처음으로 고령사회에 접어들었다.

20 ③ 편견해소 홍보는 정신질환이 없는 일반인에게 해야 한다.
※ **홍보의 목적** … 정신보건사업에 대한 홍보를 통해 정신질환에 대한 사회적 편견을 해소하고 정신보건에 대한 일반인의 의식을 확대시키며, 지역 주민과 대상자의 관심을 고조시키며, 지역 내 정신장애인을 발굴하여 지역사회 서비스를 향상시킨다.

정답 및 해설 18.② 19.① 20.③

1 지역사회의 건강 요구 중 가장 우선적으로 해결해야 할 문제는?

① 음용수 오염으로 인해 복통을 호소하며, 설사하는 주민들이 많다.

② 청소년들의 음주, 흡연율이 높다.

③ 성인들의 고혈압, 당뇨병 유병률이 높다.

④ 가족계획을 실천하지 않는 모성이 많다.

2 보건교육을 계획하고자 할 때 고려해야 할 사항으로 옳은 것은?

① 첫 단계는 학습목표에 맞는 매체와 방법을 선정하는 것이다.

② 목표 진술을 명시적 행동용어보다 암시적 행동용어로 한다.

③ 학습 목표에 따라 적절한 교육방법을 선택한다.

④ 학습내용은 어려운 것에서 쉬운 것으로, 추상적인 것에서 구체적인으로 배열 한다.

3 A지역의 남아 출생 수는 9500명이고 여아 출생 수는 1000명일 때 이 지역 2차 성비는?

① 90

② 95

③ 100

④ 105

4 생후 4개월 된 아이가 DTaP 예방 접종을 위해 보건소를 방문 하였다. 국가 필수 예방 접종 시기에 따라 이미 완료되었어야 할 예방 접종은?

① MMR

② BCG

③ 소아마비

④ 수두

---

1 우선순위 선택 기준은 측정되거나 판단이 가능한 원리나 기준에 따라 결정(자원 동원이 빨리 가능하고 빨리 해결할 수 있는 문제)

2 ① 교육 요구 사정 – 구체적 학습 목표 설정 – 학습내용 선정 – 학습시간 배정 – 교육방법 선정 – 보조자료 선정 – 평가기준 설정 순이다
　② 목표 진술은 구체적이고 뚜렷해야 한다.
　④ 학습 내용은 간단한 것에서부터 복잡한 내용으로 진행한다.

3 (남아 출생 수 / 여아 출생 수) × 100 = 2차 성비

4 ① MMR(12 ~ 15개월, 4 ~ 6세)
　② BCG(4주 이내)
　③ 소아마비(2, 4, 6개월, 4 ~ 6세)
　④ 수두(12개월 ~ 15개월)

정답 및 해설 1.① 2.③ 3.② 4.②

5 지역사회 간호사가 제공하는 일차 예방에 해당하는 것은?

① 뇌졸중 환자의 손상된 신체 부위의 기능회복을 위한 운동을 제공한다.
② 당뇨병 환자에게 인슐린 자가투여 방법을 교육한다.
③ 산업장 근로자에게 집단 검진을 실시한다.
④ 지역주민에게 독감 예방 접종을 실시한다.

6 우리나라 공공보건사업의 발전 순서를 바르게 연결한 것은?

> ㉠ 의료보험 조직 완전통합으로 국민 건강보험공단 및 건강 보험 심사평가원 업무 개시
> ㉡ 농어촌 보건의료를 위한 특별조치법 제정으로 읍 면 단위의 무의촌 지역에 보건 진료소 설치
> ㉢ 시·군·구 및 시·도 수준에서 보건의료를 위한 지역 보건의료계획을 4년마다 수립하도록 규정
> ㉣ 노화 및 노인성 질환 등으로 인하여 혼자 힘으로 생활을 영위하기 힘든 자에게 요양시설이나 재가 장기 요양기관을 통해 신체활동 또는 가사 서비스 제공

① ㉠→㉡→㉢→㉣
② ㉡→㉠→㉢→㉣
③ ㉡→㉢→㉠→㉣
④ ㉢→㉡→㉠→㉣

7 보건소의 비만 관리사업에서 투입된 노력에 대한 평가 항목에 해당하는 것은?

① 비만 유병률
② 비만 관리 전담 인력수
③ 비만 관리 대상자의 운동실천율
④ 비만 관리 사업에 대한 만족도

8 다음 글이 설명하는 가족이론은?

가족 구성원들 간의 상호작용에 대한 개인의 중요성을 강조하고, 가족의 역할, 갈등, 의사소통, 의사결정 등의 가족 내의 내적인 과정에 초점을 둔다.

① 가족 발달 이론
② 가족 위기이론
③ 스트레스 이론
④ 상징적 상호작용이론

---

5 일차 예방… 건강 유지 증진, 질병을 예방하여 인간의 건강수준 자체를 향상시키는 활동으로 생활환경 개선, 안전관리, 예방접종, 식생활개선, 산전간호, 예방교육 등이 있다.

6 ㉠ 건강 보험 심사 평가원 업무 개시(2000년 7월)
㉡ 무의촌 지역에 보건 진료소 설치(1980년 12월)
㉢ 지역 보건 의료 계획을 4년마다 수립하도록 규정(1995년 12월)
㉣ 요양시설이나 재가 장기요양기관을 통해 가사 서비스 제공(2007년 10월)

7 투입된 노력의 평가… 지역사회 단위 혹은 그 이상의 수준에서 지역사회 간호사업에 투입된 인적자원의 소비량, 물적 자원의 소비량을 산출하는 것

8 가족을 상호 작용 존재의 단위로써 초점을 두고 의사소통과정, 역할, 의사결정, 문제 해결과 사회화 양상을 포함하는 내적, 가족 역동을 의미한다.

정답 및 해설 5.④ 6.③ 7.② 8.④

9 우리나라 의료보장제도의 특징에 대한 설명으로 옳지 않은 것은?

① 사회보험 방식과 공공부조 방식으로 운영되고 있다.

② 현물 급여를 원칙으로 하되, 현금급여를 병행하고 있다.

③ 보험료 부담능력이 없어도 건강보험에 모두 가입하여야 한다.

④ 의료비 증가를 억제하기 위해 본인 일부부담제가 적용된다.

10 근로자의 건강진단 결과에 따른 건강관리 구분에 대한 설명으로 옳지 않은 것은?

① A는 건강관리상 사후관리가 필요없는 건강자이다.

② C1 은 직업성 질환으로 진전될 우려가 있어 추적조사 등 관찰이 필요한 직업병 요관찰자

③ C2는 일반질병으로 진전될 우려가 있어 추적관찰이 필요한 일반 질병 요관찰자이다.

④ D2는 직업병의 소견이 있어 사후관리가 필요한 직업병 유소견자이다.

11 1954년 이후에 미국에서 발생한 로스엔젤레스형 스모그 사건의 특징과 가장 거리가 먼 것은?

① 주된 사용 연료는 석유계였다.

② 기온 역전이 있었다.

③ 최다 발생시간은 낮 시간이었다.

④ 발생 시 기온은 -1 ~ 4℃였다.

12 병원체가 병원소로부터 탈출하는 경로에 해당하지 않는 것은?

① 소화기계를 통해 탈출이 이루어진다.

② 내분기계를 통해 탈출이 이루어진다.

③ 개방병소를 통해 탈출이 이루어진다.

④ 기계적 탈출 방법에 의해 탈출이 이루어진다.

---

9 적용 대상 등⟨국민건강보험법 제5조 제1항, 제2항⟩

  ㉠ 국내에 거주하는 국민은 이 법에 따른 건강보험의 가입자 또는 피부양자가 된다. 다만, 다음의 어느 하나에 해당하는 사람은 제외한다.

  • 「의료급여법」에 따라 의료급여를 받는 사람

  • 「독립유공자예우에 관한 법률」 및 「국가유공자 등 예우 및 지원에 관한 법률」에 따라 의료보호를 받는 사람. 다만, 다음의 어느 하나에 해당하는 사람은 가입자 또는 피부양자가 된다.

  －유공자등 의료보호대상자 중 건강보험의 적용을 보험자에게 신청한 사람

  －건강보험을 적용받고 있던 사람이 유공자등 의료보호대상자로 되었으나 건강보험의 적용배제신청을 보험자에게 하지 아니한 사람

  ㉡ ㉠의 피부양자는 다음의 어느 하나에 해당하는 사람 중 직장가입자에게 주로 생계를 의존하는 사람으로서 소득 및 재산이 보건복지부령으로 정하는 기준 이하에 해당하는 사람을 말한다.

  • 직장가입자의 배우자

  • 직장가입자의 직계존속(배우자의 직계존속을 포함)

  • 직장가입자의 직계비속(배우자의 직계비속을 포함)과 그 배우자

  • 직장가입자의 형제·자매

10 ④ D2 일반 질병의 소견이 있는 자(일반질병 유소견자)

11 로스엔젤레스형 스모그의 특징… 침강성 역전, 낮에 발생, 광화학반응, 습도

12 병원체의 탈출… 호흡기, 소화기, 비뇨기, 개방병소, 기계적 탈출

정답 및 해설   9.③ 10.④ 11.④ 12.②

13 보건의료 전달체계 중 자유방임형 의료제도에 대한 설명으로 옳은 것은?

① 국민이 의료기관을 자유롭게 선택할 수 있다.

② 의료자원의 효율적 활용으로 의료비가 저렴하다.

③ 의료의 내용이나 수준 결정에 의료인의 재량권이 제한된다.

④ 빈부에 상관없이 형평성 있는 의료를 제공할 수 있다.

14 가족을 사정하기 위한 기본 원칙을 모두 고른 것은?

> ㉠ 가족의 다양성과 변화성을 인식하고 접근한다.
> ㉡ 가구원 한사람에게 의존하지 않고 다양한 출처에서 정보를 수집한다.
> ㉢ 가족의 문제점 뿐 아니라 강점도 사정한다.
> ㉣ 가족 전체보다는 가구원 개개인에 초점을 둔다.

① ㉠㉡㉢

② ㉠㉡㉣

③ ㉡㉢㉣

④ ㉠㉡㉢㉣

15 측정검사의 정확도 평가를 위한 지표인 특이도가 높다는 것의 의미는?

① 실제 질병이 없는 사람을 질병이 없다고 측정해내는 비율이 높다.

② 실제 질병이 없는 사람을 질병이 있다고 측정해내는 비율이 높다.

③ 실제 질병이 있는 사람을 질병이 없다고 측정해내는 비율이 높다.

④ 실제 질병이 있는 사람을 질병이 있다고 측정해 내는 비율이 높다.

16 브래드쇼(Bradshaw)가 제시한 교육 요구 판단의 4가지 유형으로 옳지 않은 것은?

① 규범적 요구

② 절대적 요구

③ 외향적 요구

④ 내면적 요구

---

13 자유 방임형 의료제도는 국민은 의료인이나 의료기관을 선택할 자유가 최대한 있으며, 의료 서비스의 질적 수준이 높으며 의료인에게도 의료의 내용, 범위 및 수준 결정에 재량권이 충분히 부여된다. 그러나 지역적으로나 사회계층적으로 불균형이 있어 형평성의 이념에 어긋나고 급증하는 의료비의 상승이 문제점이다.

14 ㉣ 가구원 보다는 가족 전체에 초점을 맞춘다.

15 특이도(Specificity) … 질환에 이환되지 않은 정상인이 검사를 받았을 때 음성 판정을 받는 비율

16 Bradshow의 교육요구 4가지 … 규범적, 상대적, 외향적, 내면적 요구

정답 및 해설 13.① 14.① 15.① 16.② 17.③ 18.③

17 흡연대상자에게 금연의지를 갖도록 동기를 유발시키고, 금연행위를 지속하도록 도와주는 지역 사회 간호사의 역할은?

① 대변자
② 의뢰자
③ 변화촉진자
④ 협력자

18 학교보건법 및 동법 시행령의 학교환경위생 정화구역에 대한 설명으로 옳은 것은?

① 상대 정화구역은 학교 출입문으로부터 직선거리 50M까지의 지역을 말한다.
② 절대 정화구역은 학교경계선으로부터 직선거리 200M까지의 지역 중 상대정화구역을 제외한 지역을 말한다.
③ 교육감이 정화구역을 설정한 때는 그에 관한 사항을 시 군 구청장에게 알리고, 그 설정일자 및 설정구역을 고시하여야 한다.
④ 학교 환경위생 정화구역에서의 금지행위는 학교보건위생에 나쁜 영향을 주지 않는다면 학교 환경위생정화위원회의 심의를 거치지 않아도 된다.

19 장애인 복지법 시행규칙의 장애인의 장애등급표에서 규정한 장애인에 해당되는 사람은? (단, 각 문항에 제시된 것 이외에는 장애가 없다.)

① 한 발의 모든 발가락을 잃은 사람
② 한 쪽 귀의 청력이 완전히 소실된 사람
③ 뇌병변 장애로 보행이 불가능하거나 일상생활동작을 거의 할 수 없어 도움이 필요한 사람
④ 한 쪽 신장을 공여한 사람

20 다음의 간호행위에 적용된 이론은?

> 결장암 수술 후 Colostomy를 한 환자에게 가정방문을 통하여 Colostomy부위의 피부간
> 호와 가스형성 감소를 위한 식이 교육을 실시하였다.

① 오렘의 자가간호결핍이론을 적용한 부분적 보상체계 수행
② 뉴만의 건강관리체계이론을 적용한 유연방어선 강화
③ 로이의 적응이론을 적용한 역할기능의 적응
④ 펜더의 건강증진모형을 적용한 건강증진행위 수행

---

17 변화 촉진자 ⋯ 대상자의 행동의 변화가 필요하다고 판단될 때 체계적인 지식을 바탕으로 의도된 방향으로 변화를 유도하는 것이다. 건강관리 시스템 내에서 변화를 지속적으로 추구해야 한다.

18 관련 법조항이 삭제 및 제·개정되었다.
① 상대보호구역은 학교경계등으로부터 직선거리로 200미터까지인 지역 중 절대보호구역을 제외한 지역을 말한다.
② 절대보호구역은 학교출입문으로부터 직선거리로 50미터까지인 지역을 말한다.
④ 상대보호구역에서는 교육감이나 교육감이 위임한 자가 지역위원회의 심의를 거쳐 학습과 교육환경에 나쁜 영향을 주지 아니한다고 인정하는 행위 및 시설은 제외한다〈교육환경 보호에 관한 법률 제9조 참조〉.
※ **교육환경보호구역의 설정 등**〈교육환경 보호에 관한 법률 제8조 제1항〉 ⋯ 교육감은 학교경계 또는 학교설립에 정지 경계(학교경계등)로부터 직선거리 200미터의 범위 안의 지역을 다음 각 호의 구분에 따라 교육환경보호구역으로 설정·고시하여야 한다.
　㉠ **절대보호구역**: 학교출입문으로부터 직선거리로 50미터까지인 지역(학교설립예정지의 경우 학교경계로부터 직선거리 50미터까지인 지역)
　㉡ **상대보호구역**: 학교경계등으로부터 직선거리로 200미터까지인 지역 중 절대보호구역을 제외한 지역

19 ① 두 발의 발가락을 모두 잃은 사람(장애의 정도가 심하지 않은 지체장애인)
② 한 귀의 청력을 80데시벨 이상 잃고 다른 귀의 청력을 40데시벨 이상 잃은 사람(장애의 정도가 심하지 않은 청각장애인)
③ 보행이 불가능하거나 일상생활동작을 거의 할 수 없어 도움과 보호가 필요한 사람(장애의 정도가 심한 뇌병변장애인)
④ 신장을 이식받은 사람(장애의 정도가 심하지 않은 신장장애인)

20 부분적 보상체계 ⋯ 개인 자신이 일반적인 자가간호요구는 충족시킬 수 있으나 건강 이탈요구를 충족시키기 위해서는 도움이 필요한 경우로서, 간호사와 대상자가 함께 건강을 위한 간호를 수행한다.

정답 및 해설　17.③　18.③　19.③　20.①

1 다음 중 학교환경위생정화구역에 대한 설명으로 옳은 것은?

① 절대정화구역은 학교경계선 또는 학교설립예정지경계선으로부터 직선거리로 300미터까지 지역이다.
② 설정된 상대정화구역은 학교환경위생정화위원회에서 관리한다.
③ 같은 급의 학교 간에 정화구역이 서로 중복될 때에는 학생 수가 많은 학교가 관리한다.
④ 상급학교와 하급학교의 정화구역이 서로 중복될 때에는 상급학교가 관리한다.
⑤ 학교 간 상대정화구역과 절대정화구역이 서로 중복될 때에는 상대정화구역이 설정된 학교가 관리한다.

2 다음 중 지역보건법에 제시된 보건소의 업무에 해당하는 것은?

⊙ 노인보건사업
ⓒ 보건교육사업
ⓒ 정신보건사업
ⓔ 학교보건사업

① ⊙, ⓒ, ⓒ
② ⊙, ⓒ
③ ⓒ, ⓔ
④ ⓔ
⑤ ⊙, ⓒ, ⓒ, ⓔ

1 관련 법조항이 삭제 및 제·개정되었다.

① 절대보호구역은 학교출입문 또는 학교경계로부터 직선거리로 50미터까지인 지역이다.

② 학교의 장은 해당 학교의 보호구역 내 교육환경에 대한 현황 조사 및 보호구역 내 금지행위의 방지 등을 위한 계도 등(관리)을 한다. 다만, 학교가 개교하기 전까지의 관리는 보호구역을 설정한 자가 한다.

③④ 학교 간에 보호구역이 서로 중복되는 경우 그 중복된 보호구역에 대한 관리는 다음 각 호에 해당하는 학교의 장이 한다.

• 상·하급 학교 간에 보호구역이 서로 중복되는 경우 : 하급학교. 다만, 하급학교가 유치원인 경우에는 그 상급학교로 한다.

• 같은 급의 학교 간에 보호구역이 서로 중복될 경우 : 학생 수가 많은 학교

⑤ 학교 간에 절대보호구역과 상대보호구역이 서로 중복되는 경우 그 중복된 보호구역에 대한 관리는 절대보호구역이 설정된 학교의 장이 한다.

2 보건소의 기능 및 업무〈지역보건법 제11조 제1항〉… 보건소는 해당 지방자치단체의 관할 구역에서 다음의 기능 및 업무를 수행한다.

㉠ 건강 친화적인 지역사회 여건의 조성

㉡ 지역보건의료정책의 기획, 조사·연구 및 평가

㉢ 보건의료인 및 「보건의료기본법」에 따른 보건의료기관 등에 대한 지도·관리·육성과 국민보건 향상을 위한 지도·관리

㉣ 보건의료 관련기관·단체, 학교, 직장 등과의 협력체계 구축

㉤ 지역주민의 건강증진 및 질병예방·관리를 위한 다음의 지역보건의료서비스의 제공

• 국민건강증진·구강건강·영양관리사업 및 보건교육

• 감염병의 예방 및 관리

• 모성과 영유아의 건강유지·증진

• 여성·노인·장애인 등 보건의료 취약계층의 건강유지·증진

• 정신건강증진 및 생명존중에 관한 사항

• 지역주민에 대한 진료, 건강검진 및 만성질환 등의 질병관리에 관한 사항

• 가정 및 사회복지시설 등을 방문하여 행하는 보건의료 및 건강관리사업

• 난임의 예방 및 관리

정답 및 해설 1.③ 2.①

3 염분섭취 증가로 인해 고혈압 발생이 높다는 것을 증명하는 역학연구 방법은?

① 사례연구
② 실험연
③ 코호트 연구
④ 생태학적 연구
⑤ 환자대조군 연구

4 보건의료관련법이 제정된 순서대로 바르게 나열된 것은?

① 산업안전보건법 – 보건소법 – 학교보건법 – 국민건강증진법 – 농어촌 등 보건의료를 위한 특별조치법
② 산업안전보건법 – 보건소법 – 학교보건법 – 농어촌 등 보건의료를 위한 특별조치법 – 국민건강증진법
③ 보건소법 – 학교보건법 – 산업안전보건법 – 농어촌 등 보건의료를 위한 특별조치법 – 국민건강증진법
④ 보건소법 – 산업안전보건법 – 학교보건법 – 농어촌 등 보건의료를 위한 특별조치법 – 국민건강증진법
⑤ 보건소법 – 학교보건법 – 농어촌 등 보건의료를 위한 특별조치법 – 산업안전보건법 – 국민건강증진법

5 다음 중 식중독균이 바르게 짝지어진 것은?

① 맥각 – tetrodotoxin
② 모시조개 – muscarine
③ 버섯 – solanine
④ 독소형 식중독 – 포도상구균
⑤ 감염성 식중독 – 보툴리누스

6 3~5명의 전문가들이 토론주제에 대한 전문 지식과 경험이 있는 청중 앞에서 각자의 의견을 발표하고, 사회자가 청중을 공개토론 형식으로 참여시키며 진행하는 교육방법은?

① 심포지엄
② 패널토의
③ 포럼
④ 분단토의
⑤ 집단토의

---

3 **코호트 연구** … 건강한 사람을 대상으로 조사하고자 하는 여러 특성을 지닌 소집단으로 나누어 시간이 경과함에 따라 달라지는 각 집단에서의 질병발생률을 비교·관찰하는 방법이다.

4 보건소법(1962) – 학교보건법(1967) – 농어촌 등 보건의료를 위한 특별조치법(1980) – 산업안전보건법(1981) – 국민건강증진법(1995)

5 ① tetrodotoxin은 복어독이다.
② 모시조개에 들어있는 독은 venerupin이다.
③ solanine은 감자독이고, 버섯독은 muscarine이다.
⑤ 보툴리누스는 독소형 식중독균이다.

6 **심포지엄** … 문제에 대하여 두 사람 이상의 전문가가 서로 다른 각도에서 의견을 발표하고 참석자의 질문에 답하는 형식의 토론회

정답 및 해설 3.③ 4.⑤ 5.④ 6.①

7 가족의 특징으로 옳지 않은 것은?

① 공동사회집단이다.
② 개방집단이다.
③ 혈연집단이다.
④ 형식적 집단이다.
⑤ 일차적 집단이다.

8 재활간호에 대한 설명으로 옳지 않은 것은?

① 재활 대상자가 자신의 기능이 최대한으로 활성화되고 자기 효능을 성취할 수 있도록 한다.
② 재활 대상자가 만족할 만한 삶의 질을 유지하고 달성하게 한다.
③ 변화된 삶의 형태에 대상자와 가족이 적응할 수 있게 한다.
④ 사회적 재적응보다는 합병증 예방에 초점을 둔다.
⑤ 재활 대상자의 구체적인 욕구를 표출시킨다.

9 클레츠코프스키(Klezkowski) 등이 제시한 국가보건의료체계의 5가지 주요 하부기준의 구성요소를 모두 고르면?

㉠ 보건의료자원의 개발	㉡ 자원의 조직화
㉢ 관리	㉣ 경제적 지원

① ㉠, ㉡
② ㉠, ㉢
③ ㉠, ㉡, ㉢
④ ㉡, ㉢, ㉣
⑤ ㉠, ㉡, ㉢, ㉣

10 가족 내 가장 취약점을 가지고 있는 가구원을 중심으로 가족 내뿐 아니라 외부와의 상호작용을 보여주는 가족사정 보조도구는?

① 가족구조도
② 외부체계도
③ 가족연대기
④ 사회지지도
⑤ 가족밀착도

---

7 ② 가족은 구성원이 마음대로 가입하거나 참여할 수 없는 폐쇄집단이다.

8 ④ 합병증을 예방하고 안녕감을 증진시켜 사회에 재적응할 수 있게 한다.

9 국가보건의료체계의 주요 하부기준
ㄱ 자원(resources)
ㄴ 조직(organization)
ㄷ 관리(management)
ㄹ 경제적 지원(economic support)
ㅁ 보건의료서비스의 전달(delivery of services)

10 가족사정도구

가족구조도	3대 이상의 가족구성원 정보 파악
가족밀착도	현재 동거하고 있는 가족구성원들 간의 밀착관계와 상호관계 이해
외부체계도	다양한 외부체계와 가족구성원과의 관계를 나타냄
사회지지도	가족의 내외적 상호작용을 나타냄. 취약구성원을 중심으로 가족과 외부체계와의 관계를 파악할 수 있음
가족연대기	가족의 역사 중 가장 중요한 사건들을 순서대로 기술함. 건강 관련 사건 파악

정답 및 해설 7.② 8.④ 9.⑤ 10.④

11 행동주의 학습원리에 대한 설명으로 옳지 않은 것은?

① 반복은 학습을 증진시킨다.

② 각성은 주의집중에 영향을 미친다.

③ 사람마다 다양한 학습유형을 가진다.

④ 정적강화물을 학습이 일어날 확률을 높인다.

⑤ 정확하고 즉각적인 피드백은 학습을 향상시킨다.

12 다음 중 환경정책기본법상 규정된 하천의 생활환경 기준 항목에 해당하지 않는 것은?

① 음이온 계면활성제(ABS)

② 수소이온농도(PH)

③ 생물화학적산소요구량(BOD)

④ 화학적산소요구량(COD)

⑤ 부유물질량(SS)

13 다음은 무엇을 구하는 공식인가?

$$\frac{재해건수}{연근로시간수} \times 1,000,000$$

① 도수율

② 건수율

③ 강도율

④ 천인율

⑤ 재해율

14 오마하 간호진단분류체계를 순서대로 바르게 나열한 것은?

① 영역 – 문제 – 증상·증후 – 수정인자

② 영역 – 문제 – 수정인자 – 증상·증후

③ 영역 – 수정인자 – 문제 – 증상·증후

④ 문제 – 영역 – 수정인자 – 증상·증후

⑤ 문제 – 영역 – 증상·증후 – 수정인자

---

11 ③ 행동주의이론은 인간의 행동이 학습되거나 학습에 의해 수정될 수 있다고 보기 때문에 개인차에 대해서는 관심을 갖지 않았으며, 인간행동의 보편적인 법칙을 발견하고자 했다.

12 환경정책기본법상 규정된 하천의 생활환경 기준 항목으로는 수소이온농도(PH), 생물화학적산소요구량(BOD), 화학적산소요구량(COD), 총유기탄소량(TOC), 부유물질량(SS), 용존산소량(DO), 총인(T-P), 대장균균 등이 있다.

13 도수율 … 산업 재해의 지표의 하나로, 노동 시간에 대한 재해의 발생 빈도를 나타내는 것이다. 도수율은 $\frac{재해건수}{연근로시간수} \times 1,000,000$ 또는 $\frac{재해건수}{연노동일수} \times 1,000,000$ 으로 구한다.

② 건수율 : 노동자 수에 대한 재해 발생의 빈도. $\frac{재해건수}{평균 실노동자} \times 1,000$

③ 강도율 : 1,000 노동시간당의 노동손실일수. $\frac{총근로손실일수}{총근로시간수} \times 1,000$

④ 천인율 : 대상근로자 1,000인당 재해자수의 비율. $\frac{재해자수}{근로자수} \times 1,000$

⑤ 재해율 : 전체 근로자 중 재해근로자의 비중. $\frac{재해자수}{근로자수} \times 100$

14 오마하 간호진단분류체계는 방문 간호사를 위한 간호 중재 분류체계로, 중재의 범주와 대상에 대한 분류체계를 포함하고 있으며 지역사회에서 사용하기 용이한 분류체계이다.

정답 및 해설　11.③　12.①　13.①　14.②

15 다음의 사망률 공식 중 옳은 것은?

① 신생아 사망률 = $\dfrac{\text{생후 1년 이내 사망수}}{\text{일 년간 출생수}} \times 1,000$

② 모성 사망률 = $\dfrac{\text{같은 연도의 28주 이후의 사산수 + 생후 1주일 이내의 사망수}}{\text{일 년간 출생수}} \times 1,000$

③ 주산기 사망률 = $\dfrac{\text{임신 28주 이후의 사산아 수}}{\text{특정 연도 출산아수(출생아 + 사산아)}} \times 1,000$

④ 초생아 사망률 = $\dfrac{\text{같은 해 생후 7일 이내 사망수}}{\text{연간 총 출생수}} \times 1,000$

⑤ 영아 사망률 = $\dfrac{\text{생후 28일 이내의 사망수}}{\text{일 년간 출생수}} \times 1,000$

16 인구 5,000명 중 뇌졸중 환자가 200명이고 뇌졸중 사망자가 11명, 뇌졸중으로 인한 장애자가 62명이다. 뇌졸중의 치명률은?

① 0.2%

② 0.7%

③ 3.1%

④ 3.6%

⑤ 5.5%

17 산업장에서 방사선이 많이 나오는 작업을 자동화로 바꾸었다. 작업환경관리 원칙 중 무엇에 해당하는가?

① 대치

② 격리

③ 환기

④ 밀폐

⑤ 보호

18 뉴만의 건강관리체계이론에 대한 설명으로 옳지 않은 것은?

① 간호활동의 예방활동의 개념으로 설명하였다.

② 저항선은 기본구조를 보호하는 최후의 요인이다.

③ 간호의 목표인 적정기능수준의 적정선은 정상방어선이다.

④ 유연방어선은 대상체계의 가장 안을 둘러싸고 있다.

⑤ 스트레스원에는 내적, 대인적, 외적 요인이 있다.

---

15 ① 영아 사망률 ② 주산기 사망률 ③ 사산률 ⑤ 신생아 사망률

16 치명률은 어떤 질환에 의한 사망자수를 그 질환의 환자수로 나눈 것으로 보통 백분율로 나타내며, 치사율이라고도 한다.

치명률 $= \dfrac{11}{200} \times 100 = 5.5\%$

17 작업환경관리란 작업환경중의 각종 유해요인을 제거하여 근로자의 건강장해를 방지하기 위한 기본이 되는 대책이다. 대치에는 공정변경, 시설변경, 물질변경 등이 있다.

18 ④ 유연방어선은 대상체계의 가장 밖을 둘러싸고 있다. 스트레스원이 유연방어선보다 약하면 유연방어선에서 영향이 차단된다.

정답 및 해설 15.④ 16.⑤ 17.① 18.④

19 공복 시 당 수치의 정상범위를 125mg/dl 미만에서 115mg/dl 미만으로 낮추었을 때 민감도와 특이도의 변화는?

① 민감도 증가, 특이도 증가
② 민감도 증가, 특이도 감소
③ 민감도 감소, 특이도 감소
④ 민감도 감소, 특이도 변화 없음
⑤ 민감도 감소, 특이도 증가

20 환자-대조군 연구로 다음과 같은 결과를 얻었다. 상대위험비(RR)를 구하면?

구분		폐암의 유무	
		유	무
과거 흡연력	있다	가	나
	없다	다	라

① 가/(가+나) / 나/(나+라)
② 가/(가+나) / 다/(다+라)
③ 나/(가+나) / 라/(다+라)
④ 가×라 / 나×다
⑤ 가×다 / 나×라

19 민감도는 질환자를 양성으로 판단하는 것이고 특이도는 건강자를 음성으로 판단하는 것이다. 정상수치를 낮추었을 때 민감도는 증가하고 특이도는 감소한다.

20 상대위험비(relative risk) … 특정 위험요인에 노출된 사람들의 발생률과 그렇지 않은 집단 간의 발생률을 비교하는 것으로, 의심되는 요인에 폭로된 집단에서의 특정 질병 발생률을 의심되는 요인에 폭로되지 않은 집단에서의 특정 질병 발생률로 나눈 값이다. 이 비가 클수록 폭로된 요인이 병인으로 작용할 가능성이 크다는 의미이다.

1 진료비 지불제도에 대한 설명으로 옳지 않은 것은?

① 행위별수가제 : 제공된 서비스의 단위당 가격과 서비스의 양에 따라 보상한다.

② 총액계약제 : 질병별로 보수단가를 설정하여 보상한다.

③ 봉급제 : 서비스의 양이나 환자 수에 관계없이 일정한 기간에 따라 보상한다.

④ 인두제 : 등록된 환자 또는 사람 수에 따라 일정액을 보상한다.

2 감압병(Decompression sickness)에 대한 설명으로 옳지 않은 것은?

① 급격한 감압 시 발생한다.

② 감압 과정에서 형성된 기포가 혈액 순환을 방해하거나 국소 조직을 파괴한다.

③ 피부소양증, 근골격계 통증, 운동장해 등 다양한 증상을 나타낸다.

④ 치료 방법으로 재가압질소요법을 사용한다.

3 다음은 범이론적 모형(Trans-Theoretical Model)의 변화과정 중 하나에 대한 설명이다. 이에 해당하는 것은?

> 개인의 건강습관 유무가 어떻게 사회적 환경에 영향을 미치는지를 정서적, 인지적으로 사정한다.

① 인식 제고(consciousness raising)
② 자아 재평가(self reevaluation)
③ 환경 재평가(environmental reevaluation)
④ 자극 통제(stimulus control)

---

1 질병별로 보수단가를 설정하여 보상하는 진료비 지불제도는 포괄수가제에 대한 설명이다.
※ **총액계약제** … 독일에서 주로 시행하는 방식으로 지불자와 진료자가 진료보수 총액의 계약을 사전에 체결한다. 총 진료비의 억제와, 과잉진료에 대한 자율적인 억제가 가능하다.

2 **재가압요법** … 대기압보다 높은 기압 환경을 만들어 100%의 산소를 일정 시간 동안 계속 흡입하게 하는 고압산소치료요법

3 범 이론적 모형(Trans-Theoretical Model)의 변화과정
  ㉠ 인식 제고(Consciousness raising) : 문제를 의해하기 위해 대상자가 하는 과정으로 높은 수준의 의식과 관련된 정보를 찾는다. 계획단계에서 가장 많이 행하여진다.
  ㉡ 극적 전환(Dramatic relief) : 심리극, 역할극 등을 통해 문제행위의 결과에 대한 감정을 경험하고 느끼는 과정이다.
  ㉢ 자기 재평가(Self reevaluation) : 자신의 가치관과 신념에 비추어 자신의 행동을 평가하는 과정으로 계획단계에서 준비단계로 이동할 때 행하여진다.
  ㉣ 사회적 해방(Social conditioning) : 사회에서의 생활방식에 대한 인식하는 과정이다.
  ㉤ 환경 재평가(Environmental reevaluation) : 개인의 습관(흡연 등)이 사회적 환경에 어떤 영향을 끼치는지를 정서적, 인지적으로 평가하는 과정이다.
  ㉥ 조력 관계(Helping relationship) : 타인과의 행동에 대한 지지관계를 형성하는 과정으로 문제가 생겼을 때 도와주거나 들어주는 조력자를 형성한다.
  ㉦ 자극 통제(Stimulus control) : 문제행동을 유발하는 자극이나 상황을 조정한다.
  ㉧ 강화 관리(Reinforcement management) : 긍정적 행동은 강화하고 부정적 행위는 처벌한다. 물질적, 사회적 또는 자신을 통해 강화가 이루어질 수 있다.
  ㉨ 역조건 형성(Counter conditioning) : 문제행동을 보다 긍정적인 행동이나 경험으로 대치한다.
  ㉩ 자기해방(Self liberation) : 자기 스스로 변화할 수 있다고 믿고 결심하는 것이다.

정답 및 해설 1.② 2.④ 3.③

4 다음 글에서 설명하는 법정감염병에 해당하는 것은?

> 간헐적으로 유행할 가능성이 있어 지속적으로 감시하고 방역 대책의 수립이 필요한 감염병이다.

① 황열
② B형 간염
③ 장티푸스
④ 신증후군출혈열

---

4 법정감염병

분류	정의	종류
제1군 감염병	마시는 물 또는 식품을 매개로 발생하고 집단 발생의 우려가 커서 발생 또는 유행 즉시 방역 대책을 수립하여야 하는 감염병	콜레라, 장티푸스, 파라티푸스, 세균성이질, 장출혈성대장균감염증, A형간염
제2군 감염병	예방접종을 통하여 예방 및 관리가 가능하여 국가예방접종사업의 대상이 되는 감염병	디프테리아, 백일해, 파상풍, 홍역, 유행성이하선염, 풍진, 폴리오, B형간염, 일본뇌염, 수두, b형헤모필루스인플루엔자, 폐렴구균
제3군 감염병	간헐적으로 유행할 가능성이 있어 계속 그 발생을 감시하고 방역대책의 수립이 필요한 감염병	말라리아, 결핵, 한센병, 성홍열, 수막구균성수막염, 레지오넬라증, 비브리오패혈증, 발진티푸스, 발진열, 쯔쯔가무시증, 렙토스피라증, 브루셀라증, 탄저, 공수병, 신증후군출혈열, 인플루엔자, 후천성면역결핍증(AIDS), 매독, 크로이츠펠트-야콥병(CJD) 및 변종크로이츠펠트-야콥병(vCJD), C형간염, 반코마이신내성황색포도알균(VRSA)감염증, 카바페넴내성장내세균속균종(CRE)감염증
제4군 감염병	국내에서 새롭게 발생하였거나 발생할 우려가 있는 감염병 또는 국내 유입이 우려되는 해외유행 감염병	페스트, 황열, 뎅기열, 바이러스성 출혈열, 두창, 보툴리눔독소증, 중증 급성호흡기 증후군(SARS), 동물인플루엔자 인체감염증, 신종인플루엔자, 야토병, 큐열, 웨스트나일열, 신종감염병증후군, 라임병, 진드기매개뇌염, 유비저, 치쿤구니야열, 중증열성혈소판감소증후군(SFTS), 중동 호흡기증후군(MERS)
제5군 감염병	기생충에 감염되어 발생하는 감염병으로서 정기적인 조사를 통한 감시가 필요하여 보건복지부령으로 정하는 감염병	회충증, 편충증, 요충증, 간흡충증, 폐흡충증, 장흡충증

※ 관련 법 조항이 제·개정되었다.

구분	정의	종류
제1급 감염병	생물테러감염병 또는 치명률이 높거나 집단 발생의 우려가 커서 발생 또는 유행 즉시 신고하여야 하고, 음압격리와 같은 높은 수준의 격리가 필요한 감염병(갑작스러운 국내 유입 또는 유행이 예견되어 긴급한 예방·관리가 필요하여 보건복지부장관이 지정하는 감염병 포함)	에볼라바이러스병, 마버그열, 라싸열, 크리미안콩고출혈열, 아메리카출혈열, 리프트밸리열, 두창, 페스트, 탄저, 보툴리눔독소증, 야토병, 신종감염병증후군, 중증급성호흡기증후군(SARS), 중동호흡기증후군(MERS), 동물인플루엔자 인체감염증, 신종인플루엔자, 디프테리아
제2급 감염병	전파가능성을 고려하여 발생 또는 유행 시 24시간 이내에 신고하여야 하고, 격리가 필요한 감염병(갑작스러운 국내 유입 또는 유행이 예견되어 긴급한 예방·관리가 필요하여 보건복지부장관이 지정하는 감염병 포함)	결핵, 수두, 홍역, 콜레라, 장티푸스, 파라티푸스, 세균성이질, 장출혈성대장균감염증, A형간염, 백일해, 유행성이하선염, 풍진, 폴리오, 수막구균 감염증, b형헤모필루스인플루엔자, 폐렴구균 감염증, 한센병, 성홍열, 반코마이신내성황색포도알균(VRSA) 감염증, 카바페넴내성장내세균속균종(CRE) 감염증, E형간염
제3급 감염병	발생을 계속 감시할 필요가 있어 발생 또는 유행 시 24시간 이내에 신고하여야 하는 감염병(갑작스러운 국내 유입 또는 유행이 예견되어 긴급한 예방·관리가 필요하여 보건복지부장관이 지정하는 감염병 포함)	파상풍, B형간염, 일본뇌염, C형간염, 말라리아, 레지오넬라증, 비브리오패혈증, 발진티푸스, 발진열, 쯔쯔가무시증, 렙토스피라증, 브루셀라증, 공수병, 신증후군출혈열, 후천성면역결핍증(AIDS), 크로이츠펠트-야콥병(CJD) 및 변종크로이츠펠트-야콥병(vCJD), 황열, 뎅기열, 큐열, 웨스트나일열, 라임병, 진드기매개뇌염, 유비저, 치쿤구니야열, 중증열성혈소판감소증후군(SFTS), 지카바이러스 감염증
제4급 감염병	제1급감염병부터 제3급감염병까지의 감염병 외에 유행 여부를 조사하기 위하여 표본감시 활동이 필요한 감염병	인플루엔자, 매독, 회충증, 편충증, 요충증, 간흡충증, 폐흡충증, 장흡충증, 수족구병, 임질, 클라미디아감염증, 연성하감, 성기단순포진, 첨규콘딜롬, 반코마이신내성장알균(VRE) 감염증, 메티실린내성황색포도알균(MRSA) 감염증, 다제내성녹농균(MRPA) 감염증, 다제내성아시네토박터바우마니균(MRAB) 감염증, 장관감염증, 급성호흡기감염증, 해외유입기생충감염증, 엔테로바이러스감염증, 사람유두종바이러스 감염증
기생충 감염병	기생충에 감염되어 발생하는 감염병 중 보건복지부장관이 고시하는 감염병	회충증, 편충증, 요충증, 간흡충증, 폐흡충증, 장흡충증, 해외유입기생충감염증

정답 및 해설 4.④

5 지역사회 간호수단으로서 의뢰 활동 시 유의할 점으로 옳지 않은 것은?

① 의뢰 여부에 대한 결정은 대상자보다는 간호사가 결정한다.
② 의뢰하기 전에 의뢰 대상 기관과 담당자를 사전에 접촉한다.
③ 개인이나 가족에게 의뢰 대상 기관에 대한 필요한 정보를 제공한다.
④ 의뢰하기 직전에 대상자의 상태를 다시 확인한다.

6 세계보건기구(WHO)가 제시한 일차보건의료의 필수 요소가 아닌 것은?

① 접근성
② 중앙정부의 통제
③ 수용가능성
④ 지불부담능력

7 다음 표는 역학조사를 위한 환자-대조군 연구의 결과이다. 야간근무로 인한 수면장애의 발생 가능성에 대한 교차비(Odds Ratio)는?

(단위 : 명)

구분		수면장애		계
		있음	없음	
야간근무 실시여부	실시	70	10	80
	미실시	30	90	120
계		100	100	200

① 3
② 3.5
③ 7
④ 21

5 의뢰 활동 시 유의점

    ㉠ 의뢰하기 전에 반드시 개인, 가족, 지역사회와 먼저 의논하여 대상자가 의뢰한다는 사실을 납득하도록 한다.

    ㉡ 의뢰하는 기관과 그 담당자를 접촉하고 의뢰하기 전에 관련된 모든 사실을 알아둔다.

    ㉢ 가능하면 먼저 연락하거나 개인적으로 방문한 후 적절한 의뢰서를 사용하영 필요한 정보를 기재한 후 개인, 가족이 직접 해당기관을 방문하도록 한다.

    ㉣ 개인이나 가족에게 의뢰하는 기관에 대해 설명을 해주고 필요한 정보를 제공한다.

    ㉤ 위치를 정확하게 알려주고 담당자를 만날 시간과 장소를 정확하게 알려준다.

    ㉥ 의뢰는 가능한 한 개개인을 대상으로 한다.

6 세계보건기구(WHO)에서 제시한 일차보건의료의 필수요소(4A) … 접근성(Accessible), 주민참여(Available), 수용가능성(Acceptable), 지불부담능력(Affordable)

7 환자 – 대조군 연구 … 이미 특정질병에 걸려 있는 환자군을 선정하고 각각의 환자와 짝지어질 수 있는 그 질병에 걸려 있지 않은 대조군을 선정하여, 이 두 소집단이 원인이라고 의심되는 요인에 폭로되었던 비율의 차이를 통계적으로 검증하여 폭로요인과 질병발생과의 연관성을 판단한다.

	질병 발생	질병 미발생	전체
위험인자 있음	P_2	$1 - P_2$	1
위험인자 없음	P_1	$1 - P_1$	1

$$교차비 = \frac{\dfrac{P_2}{P_1}}{\dfrac{1-P_2}{1-P_1}} = \frac{P_2(1-P_1)}{P_1(1-P_2)} = \frac{70 \times 90}{30 \times 10} = 21$$

8 「모자보건법 시행령」상 모자보건사업에 관한 기본계획 수립 시에 포함되어야 할 사항을 모두 고른 것은?

> ㉠ 임산부·영유아 및 미숙아 등에 대한 보건관리와 보건지도
> ㉡ 인구조절에 관한 지원 및 규제
> ㉢ 모자보건 및 가족계획에 관한 교육·홍보 및 연구
> ㉣ 모자보건 및 가족계획에 관한 정보의 수집 및 관리

① ㉠

② ㉠, ㉡

③ ㉡, ㉢

④ ㉠, ㉡, ㉢, ㉣

9 다음 그래프는 1950년부터 2010년까지 어느 지역의 인구변동을 나타낸 것이다. 이에 대한 설명으로 옳은 것은?

(단위 : 만명)

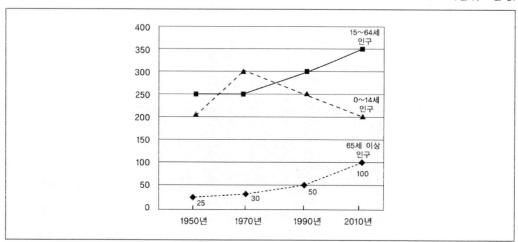

① 2010년의 노령화지수는 1950년의 3배이다.

② 2010년의 노년부양비는 1950년의 4배이다.

③ 1970년의 노령화지수가 가장 낮다.

④ 1970년의 노년부양비가 가장 낮다.

8 모자보건법 시행령 제2조(모자보건사업에 관한 기본계획의 수립) ⋯ 모자보건법 제5조 제1항에 따라 보건복지부 장관이 수립하는 모자보건사업에 관한 기본계획에는 다음의 사항이 포함되어야 한다.

ⓒ 임산부 · 영유아 및 미숙아 등에 대한 보건관리와 보건지도
ⓒ 인구조절에 관한 지원 및 규제
ⓒ 모자보건에 관한 교육 · 홍보 및 연구
ⓒ 모자보건에 관한 정보의 수집 및 관리

9 ①③ 노령화지수 $= \dfrac{65세 이상 인구}{0 \sim 14세 인구} \times 100$

1950년 : $\dfrac{25}{200} \times 100 = 12.5\%$

1970년 : $\dfrac{30}{300} \times 100 = 10\%$

1990년 : $\dfrac{50}{250} \times 100 = 20\%$

2010년 : $\dfrac{100}{200} \times 100 = 50\%$

②④ 노년부양비 $= \dfrac{65세 이상 인구}{15 \sim 64세 인구} \times 100$

1950년 : $\dfrac{25}{250} \times 100 = 10\%$

1970년 : $\dfrac{30}{250} \times 100 = 12\%$

1990년 : $\dfrac{50}{300} \times 100 ≒ 16.7\%$

2010년 : $\dfrac{100}{350} \times 100 ≒ 28.6\%$

정답 및 해설 8.④ 9.③

10 듀발(Duvall)의 가족발달단계별 과업 중 진수기 가족의 발달 과업은?

① 세대 간의 충돌 대처

② 안정된 부부관계 유지

③ 자녀의 출가에 따른 부모의 역할 적응

④ 가족 내 규칙과 규범의 확립

10 듀발의 가족발달단계

발달단계	발달과업
신혼기 (자녀가 없는 단계)	• 역할과 책임관계의 기준 설정 • 만족스런 소득과 지출체계 수립 • 상호 만족하는 애정과 성생활 체계 수립 • 임신과 부모됨에 대한 적응 및 준비 • 효율적인 대화체계 수립 • 친인척과 원만한 관계 형성
출산 및 유아 양육기 (출산~30개월)	• 자녀출산, 영아기 자녀의 부모역할 적응 • 영아의 발달 지원 • 시간과 가사의 재조정 • 만족스런 부부관계 유지 노력 • 부모와 영어 모두를 위한 만족스러운 가족관계 형성
학령전기 (2~6세)	• 유아기 자녀의 욕구와 관심에 적응, 효율적으로 양육 • 부모역할 수행에 따른 에너지 소모와 사생활 부족에 적응 • 만족스런 부부관계 유지 노력
학령기 (6~13세)	• 학동기 자녀의 잠재력 개발에 대한 교육적 배려 • 아동의 학업성취 지원 • 아동이 정서안정과 소속감을 갖도록 환경조성 • 건설적인 가족공동체 형성노력 • 지역사회 조화시키기 • 만족스런 부부관계 유지 노력
청소년기 (13~20세)	• 청소년 자아의 자아정체감 형성, 책임감, 진로선택 및 준비, 정서적 독립 지원 등 • 10대 자녀와의 생활에 적응하기 • 성숙한 부모로서의 자질과 능력을 갖춤 • 재정계획 및 실천 • 만족스런 부부관계 유지 노력, 중년기 준비
진수기 (자녀들이 집을 떠남)	• 자녀의 발달과업에 직면하여 성인기로 자녀를 진수시키기 • 자녀의 독립지원, 자녀의 출가에 따른 부모의 역할 적응 • 지지기반으로서의 가족 기능을 유지 • 재정계획 및 실천 • 만족스런 부부관계 유지 노력, 중·노년기 준비
중년기 (부부만이 남은 가족으로 은퇴까지)	• 부부관계 재정비 • 건강대책 세우기, 중년기 위기감 극복 • 세대 간의 유대감 유지, 조부모 역할 수행 • 노년기 준비
노년기 (은퇴에서 사망까지)	• 노화 및 은퇴에 적응 • 부부관계 유지 및 개선 • 가족 친지와의 유대감 유지 • 가족해체나 가족의 종말에 적응 • 배우자의 사별과 죽음에 대한 수용

정답 및 해설 10.③

11 인구통계지표에 대한 설명으로 옳은 것은?

① 세계보건기구(WHO)는 주산기사망률, 비례사망지수와 영아사망률을 국가 간 건강수준을 비교할 수 있는 지표로 제시하고 있다.

② 주산기사망률은 연간 출생아 수 중 생후 7일 이내의 사망자 수를 나타내는 지표로서 그 값이 클수록 해당지역의 건강수준이 낮음을 의미한다.

③ 비례사망지수는 연간 총사망자 수 중 50세 이상 사망자 수를 표시한 지수로서 그 값이 클수록 해당지역의 건강수준이 높음을 의미한다.

④ 영아사망률은 영아사망과 신생아사망을 비교하는 지표로서 그 값이 1에 가까울수록 해당지역의 건강수준이 높음을 의미한다.

12 우리나라 국민건강보험의 특징에 대한 설명으로 옳은 것은?

① 소득과 무관하게 보험료를 부과한다.

② 강제가입을 원칙으로 한다.

③ 보험료에 따라 차등적으로 요양급여 혜택을 제공한다.

④ 현금급여를 원칙으로 한다.

13 다음 글에 해당하는 지역사회간호사의 역할은?

> 지역사회의 취약계층이 인간적 권리를 찾도록 그들의 입장에서 의견을 제시하고 대상자의 유익을 위해 행동한다.

① 대변자

② 관리자

③ 변화촉진자

④ 의뢰자

11 ① 세계보건기구(WHO)는 영아사망률, 건강수명, 비례사망지수를 국가 간 건강수준을 비교할 수 있는 지표를 제시하고 있다.

② 주산기사망률은 임신 28주 이후의 후기 사산수와 생후 7일 이내의 사망자 수를 나타내는 지표이다.

④ 영아사망률은 출생 후 1년 안에 사망한 영아의 사망자 수를 나타내는 지표이다.

12 ① 직장가입자의 보험료는 직장가입자가 지급받는 보수와 소득을 기준으로 하여 산정한다.

③ 보험료와 관계없이 요양급여 혜택을 제공한다.

④ 현물급여를 원칙으로 한다.

13 ① 간호대상자에게 어떠한 보건의료가 유용한지, 무슨 보건의료를 받을 자격이 있는지 또 어떻게 이런 보건의료를 받을 수 있는지에 대해서 그들 스스로 정보를 얻는 능력이 생길 때까지 알려주고 안내하며 간호대상자가 독립적으로 되도록 돕는다. 어느 기관에서나 대상자의 요구에 부응하기 위해 더 책임감 있고 적합한 기관으로 만들기 위하여 간호대상자를 대변하거나 옹호하며 대변자로서 지역사회간호사는 어떤 개인이나 집단의 유익을 위해 행동하거나 그들의 입장에 서서 의견을 제시한다.

② 지역사회간호사가 관리자로서의 역할을 수행함에 있어서는 계획, 조직화, 조정기능을 이용한다.

③ 개인, 가족, 지역사회 수준의 건강문제에 대처하는 능력을 증진시키는 역할로서, 의사결정을 하는 데 영향력을 행사하여 보건의료를 위한 변화를 효과적으로 가져오도록 돕는다. 농어촌의 경우 지역사회간호사는 지역사회 보건사업의 대표자로서 의료적인 감독, 산전관리, 높은 예방접종률의 유지 등 포괄적인 보건사업을 이끌어 나간다. 최근에는 개인, 가족, 지역사회가 건강을 위한 적합한 의사결정을 내리도록 도와주는 데 중추적인 역할도 하고 있다.

④ 알선자, 또는 사업연계자라고 부르기도 하며 주민들의 다양한 요구를 지역사회간호사가 여러 분야와 접촉하여 의뢰하여야 하므로 매우 중요하게 다루어져야 한다. 지역사회 보건문제와 관련하여 흔히 부딪히거나 예상되는 전문적인 기술의 범위에서 벗어나거나 그 이상의 어떤 조치가 필요한 문제를 다루는 데에는 유용한 기관이나 자원에 대한 지식을 알아야 한다. 그리고 언제, 어디서, 어떻게 도움을 줄 것인가를 알아야 한다.

※ 그 외에 **지역사회간호사의 역할** … 직접간호 제공자, 교육자, 협력자, 연구자, 상담자, 평가자, 정보수집자 및 보존자

정답 및 해설 11.③ 12.② 13.①

14 그린(Green)의 PRECEDE-PROCEED Model을 적용하여 청소년 대상 보건교육사업을 기획하고자 한다. 이 때, 관내 청소년 흡연율 조사가 실시되는 단계는?

① 사회적 사정 단계
② 역학, 행위 및 환경적 사정 단계
③ 교육 및 생태학적 사정 단계
④ 행정 및 정책적 사정 단계

15 숙주의 면역에 대한 설명으로 옳은 것은?

① 인공수동면역은 감마글로불린이나 항독소 등의 인공제제를 투여하는 것이다.
② 인공능동면역은 각종 질환에 이환된 후 숙주 스스로가 면역체를 형성하여 생기는 면역이다.
③ 인공능동면역은 인공수동면역에 비해 면역 효력이 빨리 나타난다.
④ 인공수동면역은 인공능동면역에 비해 효력 지속기간이 길다.

16 학교 건강검사 결과의 관리 및 처리에 대한 설명으로 옳지 않은 것은?

① 학교의 장은 건강검사 결과에 따라 건강 상담, 예방 조치 등의 대책을 강구하여야 한다.
② 학교의 장은 건강검사 결과에서 감염병에 감염될 우려가 있는 학생에 대하여 등교를 중지시킬 수 있다.
③ 졸업하지 못한 학생의 건강기록부는 당해년도에 보건소로 이관하여 5년간 보관한다.
④ 검진기관은 검사 결과를 해당 학생 또는 학부모, 해당 학교의 장에게 통보하여야 한다.

14 그린(Green)의 PRECEDE-PROCEED Model

ⓐ 1단계 : 사회적 사정단계로 대상 인구집단의 관심 있는 문제나 일반적인 요구 등에 대한 사정

ⓑ 2단계 : 역학적 진단으로 1단계에서 드러난 사회적 문제들을 확인하는 것으로 어떤 건강 문제가 중요한 지 객관적으로 측정된 자료를 이용하여 확인하는 것이 보통이다.

ⓒ 3단계 : 행동적, 환경적 진단으로 주요 보건의료 문제와 관련되는 구체적 건강 행위와 생활양식, 환경적 요 인들을 파악

ⓓ 4단계 : 교육적, 생태학적 진단으로 대상자의 건강행위, 생활양식에 영향을 주는 결정요인으로 성향요인 (predisposing factor), 강화요인(reinforcing factor), 촉진요인(enabling factor)을 파악

ⓔ 5단계 : 행정적, 정책적 진단으로 프로그램의 개발 및 시행과 관련되는 조직적, 행정적 능력과 자원을 검토 하고 평가하는 것(인력, 물자, 시설, 예산 등)

ⓕ 6단계 : 수행단계

ⓖ 7단계 : 과정평가로서 수행 중에 처음으로 문제점을 찾아냈을 때 그 문제가 표면화되기 전에 수정하는 것

ⓗ 8단계 : 영향평가로 대상행위와 성향요인, 강화요인, 촉진요인 그리고 행위에 영향을 미치는 환경요인에 대 한 즉각적인 효과에 대한 평가

ⓘ 9단계 : 결과평가로 계획과정의 가장 첫 단계에서 만들어진 건강상태와 삶의 질을 평가하는 것

15 후천성 면역

ⓐ **능동면역** : 숙주가 면역체를 스스로 형성해 면역을 지니게 되는 것으로 어떤 항원의 자극을 받아 항체가 형성되 는 것을 말한다.

• 자연능동면역 : 각종의 질환에 이환된 후 면역이 형성되는 것으로 면역의 지속기간은 질환의 종류에 따라 기 간이 짧을 수도, 영구면역이 될 수도 있다.

• 인공능동면역 : 사균백신, 생균백신 및 순화독소 등을 사용하는 예방접종으로 얻어지는 면역으로서 항원을 체내에 인위적으로 투입해 항체가 생성되도록 하는 것이다.

ⓑ **수동면역** : 면역을 이미 보유하고 있는 개체의 항체를 혈청이나 기타 수단으로 다른 개체에 주는 방법이다. 이 방법은 인공면역보다 면역효력이 빨리 나타나나 효력지속기간이 일반적으로 2~4주 정도로 짧다.

• 자연수동면역 : 모체로부터 태아가 태반을 통해 항체를 받는 경우나 생후 모유를 통해 항체를 받는 것을 말한다.

• 인공수동면역 : 면역혈청(감마글로불린 또는 anti-toxin)을 인체에 투입해 잠정적으로 질병에 대한 방어를 할 수 있도록 하는 것을 말한다.

16 ③ 당해 학생이 중학교 또는 고등학교에 진학하지 아니하거나 휴학 또는 퇴학 등으로 고등학교를 졸업하지 못 한 경우 그 학생이 최종적으로 재적하였던 학교는 학생건강기록부를 비롯한 건강검사 등의 실시결과를 학생이 최종적으로 재적한 날부터 5년간 보존하여야 한다〈학교건강검사규칙 제9조 제6항〉.

정답 및 해설 14.② 15.① 16.③

17 건강신념모형(Health Belief Model)을 적용하여 암 예방사업을 하고자 할 때, 건강행위 가능성을 높일 수 있는 간호중재의 방향으로 옳지 않은 것은?

① 암 예방행위에 대한 지각된 장애성을 감소시킨다.

② 암 예방행위에 대한 지각된 유익성을 증가시킨다.

③ 암에 대한 지각된 심각성을 증가시킨다.

④ 암에 대한 지각된 민감성을 감소시킨다.

18 우리나라 지역사회간호의 변화를 시기순으로 나열한 것은?

> ㉠ 「의료법 시행규칙」에 의하여 보건간호분야의 간호원으로 자격을 인정받음
> ㉡ 「초·중등교육법」에 의하여 '양호교사'가 '보건교사'로 개칭됨
> ㉢ 「농어촌보건의료를위한특별조치법」에 의하여 의료 취약지역에 '보건진료원'이 배치됨
> ㉣ 「산업안전보건법 시행령」에 의하여 사업장의 간호사가 '보건관리자'로 인정됨

① ㉠→㉢→㉣→㉡

② ㉠→㉣→㉡→㉢

③ ㉢→㉣→㉡→㉠

④ ㉢→㉠→㉡→㉣

17 건강신념모형의 구성요소

  ㉠ **지각된 민감성** : 자신이 어떠한 질병에 걸릴 위험이 있다고 지각하거나, 질병에 이미 걸린 경우 의료적 진단을 받아들이거나 재발할 위험성이 있다고 생각하는 등 일반적으로 질병에 민감하다고 믿는 것

  ㉡ **지각된 심각성** : 질병에 걸렸을 경우나 치료를 하지 않았을 경우 어느 정도 심각하게 될 것인지에 대한 지각 또는 이미 질병에 걸린 경우 이를 치료하지 않고 내버려 두었을 때 죽음, 장애, 고통, 직업상실, 가족생활과 사회관계에 문제가 생길 것 등에 대한 심각성

  ㉢ **지각된 유익성** : 특정 행위를 하게 될 경우 얻을 수 있는 혜택에 대한 지각으로 사람들이 자신의 건강문제에 대하여 민감하고 심각하게 느낄지라도 다양한 행위가 질병의 위험을 감소시키는 데 유용하다고 믿을 때, 즉 건강행위가 가능하고 효과적이라고 느낄 때 행동하게 됨

  ㉣ **지각된 장애성** : 특정 건강행위에 대한 부정적 지각으로 어떠한 행위를 하려고 할 때 그 건강행위에 잠재되어 있는 부정적인 측면, 즉 비용이나 위험성, 부작용, 고통, 불편함, 시간소요, 습관변화 등이 건강행위를 방해하게 됨

  ㉤ **행동 계기** : 특정행위를 하게 만드는 필요한 자극으로 증상과 같은 내적인 것도 있고, 대중매체 · 대인관계 · 의료정보 등과 같은 외적 사항일 수도 있음

  ㉥ **자기효능** : 자신의 건강에 필요한 행위를 잘 해낼 수 있다는 확신으로 행위수행에 대한 훈련 · 자신감 등

18 ㉠ 1962년 → ㉢ 1980년 → ㉣ 1990년 → ㉡ 2002년

정답 및 해설 17.④ 18.①

19 다음의 내용을 사정하려 할 때, 가장 적절한 사정도구는?

> 조손가족으로 당뇨병을 가지고 있는 74세 할머니의 건강 문제와 가사 역할부담 문제를 해결하기 위해 가족 지지 자원의 실태와 가족 중재에 활용할 수 있는 지지 체계를 파악하고자 한다.

① 가계도
② 가족연대기
③ 가족밀착도
④ 사회지지도

20 노인장기요양보험제도에 대한 설명으로 옳은 것은?

① 급여종류는 재가급여와 요양병원급여로 구분된다.
② 요양등급은 1~3등급으로 구분되며 판정은 요양보호사가 한다.
③ 가입자는 국민건강보험 가입자와 동일하다.
④ 1989년 전국민의료보험과 함께 시작되었다.

19 ④ 가족 중 가장 취약한 구성원을 중심으로 부모형제관계, 친척관계, 친구와 직장동료 등 이웃관계, 그 외의 지역사회와의 관계를 그려봄으로써, 취약가족 구성원의 가족하위체계뿐만 아니라 가족 외부체계와의 상호작용을 파악할 수 있다.

① 유전학자, 의사, 간호사가 사용하여 온 도구로 3세대 이상에 걸친 가족성원에 관한 정보와 그들 간의 관계를 도표로 기록하는 방법을 말한다. 가족 전체의 구성과 구조를 그림이나 도표로 그리기 때문에 복잡한 가족유형의 형태를 한눈에 파악할 수 있다.

② 가족의 역사 중에서 개인에게 영향을 주었다고 생각되는 중요한 사건을 순서대로 열거한 것이며, 중요한 시기만의 특별한 연대표를 작성하는 경우도 있다. 개인의 질환과 중요한 사건의 관련성을 추구하려 할 때 사용한다.

③ 현재 동거가족 구성원 간의 결속·유대감의 정도를 나타낸 것이다. 등급판정위원회가 한다.

④ 2007년에 노인장기요양보험제도가 실시되었다.

20 ① 급여의 종류는 재가급여와 시설급여로 구분된다.

② 요양등급은 1~3등급으로 구분되며 판정은 장기요양등급판정위원회가 한다.

④ 2007년에 노인장기요양보험제도가 실시되었다.

정답 및 해설 19.④ 20.③

1 2000년 9월, UN 새천년 정상회의에서 국제협력 활동을 통합적으로 진행하기 위해 채택된 UN의 「새천년 개발목표(Millennium Development Goals)」에 해당하는 것은?

① 암 발생률 감소

② 노인보건의 향상

③ 대기오염의 감소

④ 모성보건의 개선

⑤ 만성 퇴행성 질환의 감소

2 흡연에 의한 폐암 환자의 상대위험비(비교위험도, RRR : Relative risk ratio)로 옳은 것은?

	폐암 있음	폐암 없음	총합
흡연함	100	50	150
흡연하지 않음	50	100	150
총합	150	150	300

① 1

② 2

③ 3

④ 4

⑤ 5

3 우리나라 보건소는 어떤 지역사회 유형에 근거하여 설치되는가?

① 소속 공동체

② 대면 공동체

③ 자원 공동체

④ 문제해결 공동체

⑤ 지정학적 공동체

---

1 UN의 새천년 개발목표
㉠ 절대빈곤 및 기아퇴치
㉡ 보편적 초등 교육 실현
㉢ 양성평등 및 여성능력의 고양
㉣ 유아사망률 감소
㉤ 모성보건 증진
㉥ AIDS 등의 질병 퇴치
㉦ 지속가능한 환경 확보
㉧ 개발을 위한 글로벌 파트너십 구축

2 코호트 연구 … 건강한 사람을 대상으로 조사하고자 하는 여러 특성을 지닌 소집단으로 나누어 시간이 경과함에 따라 달라지는 각 집단에서의 질병발생률을 비교·관찰하는 방법이다. 대상 코호트는 조사하려는 질병이 발생하기 이전의 특성에 따라 확정되며, 이 집단 중에 발생하는 질병빈도를 일정 기간 관찰함으로써 그 발생에 영향을 주리라고 의심되는 요인에 대한 폭로 유무가 코호트 선정의 기준이 된다.

	질병 발생	질병 미발생	전체
위험인자 있음	A	B	A + B
위험인자 없음	C	D	C + D

$$상대위험도 = \frac{\frac{A}{A+B}}{\frac{C}{C+D}} = \frac{\frac{100}{150}}{\frac{50}{150}} = 2$$

3 보건소의 설치기준 … 보건소는 시, 군, 구의 행정단위별로 1개소씩 설치하며 관할지역의 인구 구성, 사회·경제적 특성, 지리적 특성을 고려하여 설치하여야 한다.
⑤ 정부의 행정단위, 합법적·지리적 경계에 의해 구분되는 공동체
① 자기가 소송한 장소가 어디인가 하는 관점에서 구분되는 개념
② 가족, 이웃, 교구민과 같이 가장 기본적인 공동체를 말하는 것으로 구성원 상호 간에 상호교류가 빈번하고 소식이 쉽게 전달되는 특징이 있다.
③ 지리학적 한계를 벗어나 어떤 문제를 해결하기 위한 자원의 활용범위를 조건으로 모인 집단
④ 문제점이 확인되고 문제해결을 위해 최대의 지리적 영역을 확보하고자할 때 지칭되는 지역사회의 형태

정답 및 해설 1.④ 2.② 3.⑤

4 Duvall은 가족발달주기를 8개 단계로 제시하였다. 다음과 같은 발달과업의 성취가 요구되는 가족발달주기는?

- 건설적인 방식으로 공동생활에 참여
- 자녀의 교육적 성취를 격려
- 가정의 전통과 관습의 전승

---

① 양육기 가족
② 학령전기 가족
③ 학령기 가족
④ 청소년기 가족
⑤ 진수기 가족

4 듀발의 가족발달단계

발달단계	발달과업
신혼기 (자녀가 없는 단계)	• 역할과 책임관계의 기준 설정 • 만족스런 소득과 지출체계 수립 • 상호 만족하는 애정과 성생활 체계 수립 • 임신과 부모됨에 대한 적응 및 준비 • 효율적인 대화체계 수립 • 친인척과 원만한 관계 형성
출산 및 유아 양육기 (출산~30개월)	• 자녀출산, 영아기 자녀의 부모역할 적응 • 영아의 발달 지원 • 시간과 가사의 재조정 • 만족스런 부부관계 유지 노력 • 부모와 영어 모두를 위한 만족스러운 가족관계 형성
학령전기 (2~6세)	• 유아기 자녀의 욕구와 관심에 적응, 효율적으로 양육 • 부모역할 수행에 따른 에너지 소모와 사생활 부족에 적응 • 만족스런 부부관계 유지 노력
학령기 (6~13세)	• 학동기 자녀의 잠재력 개발에 대한 교육적 배려 • 아동의 학업성취 지원 • 아동이 정서안정과 소속감을 갖도록 환경조성 • 건설적인 가족공동체 형성노력 • 지역사회 조화시키기 • 만족스런 부부관계 유지 노력
청소년기 (13~20세)	• 청소년 자아의 자아정체감 형성, 책임감, 진로선택 및 준비, 정서적 독립 지원 등 • 10대 자녀와의 생활에 적응하기 • 성숙한 부모로서의 자질과 능력을 갖춤 • 재정계획 및 실천 • 만족스런 부부관계 유지 노력, 중년기 준비
진수기 (자녀들이 집을 떠남)	• 자녀의 발달과업에 직면하여 성인기로 자녀를 진수시키기 • 자녀의 독립지원, 자녀의 출가에 따른 부모의 역할 적응 • 지지기반으로서의 가족 기능을 유지 • 재정계획 및 실천 • 만족스런 부부관계 유지 노력, 중 · 노년기 준비
중년기 (부부만이 남은 가족으로 은퇴까지)	• 부부관계 재정비 • 건강대책 세우기, 중년기 위기감 극복 • 세대 간의 유대감 유지, 조부모 역할 수행 • 노년기 준비
노년기 (은퇴에서 사망까지)	• 노화 및 은퇴에 적응 • 부부관계 유지 및 개선 • 가족 친지와의 유대감 유지 • 가족해체나 가족의 종말에 적응 • 배우자의 사별과 죽음에 대한 수용

정답 및 해설 4.③

5 다음은 제3차 국민건강증진종합계획 중 만성퇴행성 질환관리 사업의 중점과제이다. 옳지 않은 것은?

① 관절염
② 골다공증
③ 건강검진
④ 구강보건
⑤ 정신보건

6 다음의 표를 통해 예측 가능한 올바른 내용은?

지역명	α – index
㉠	103
㉡	112
㉢	130

① ㉠지역의 보건의료수준이 가장 높을 것이다.
② ㉠지역의 영아 사망률이 ㉡지역보다 높을 것이다.
③ ㉡지역의 영아 후기 사망률이 ㉢지역보다 높을 것이다.
④ ㉢지역의 합계 출산율이 가장 낮을 것이다.
⑤ ㉢지역의 모성 사망률이 ㉠과 ㉡지역보다 낮을 것이다.

7 다음과 같은 인구구조를 가진 지역사회의 노년부양비(%)는?

연령(세)	인원(명)
0~14	200
15~44	600
45~64	400
65~74	80
75세 이상	30

① 2.3

② 5.6

③ 6.1

④ 11.0

⑤ 23.7

---

5 제3차 국민건강증진종합계획 중 '만성퇴행성질환과 발병위험 요인관리'의 중점과제는 암, 건강검진, 관절염, 심뇌혈관질환, 비만, 정신보건, 구강보건이다.

6 α -index … 생후 1년 미만의 사망 수(영아사망 수)를 생후 28일 미만의 사망 수(신생아사망 수)로 나눈 값이다. α -index의 값이 1에 가까울수록 유아사망의 원인이 선천적인 것이므로 그 지역의 보건의료수준이 높은 것을 의미한다. 값이 클수록 신생아기 이후의 영아사망이 크기 때문에 영아 사망에 대한 예방 대책이 필요하다.

7 노년부양비 $= \dfrac{65세\ 이상\ 인구}{15 \sim 64세\ 인구} \times 100 = \dfrac{80+30}{600+400} \times 100 = 11.0(\%)$

정답 및 해설   5.② 6.① 7.④

8 지역의 어린이집에 근무하는 건강관리 실무자 15명을 대상으로 유아의 효율적인 위생관리 방안 을 모색하고자 한다. 가장 적절한 교육방법은?

① 상담
② 강의
③ 세미나
④ 공개토론회
⑤ 브레인스토밍

9 GREEN의 PRECEDE-PROCEED 모형에 의해 교육 및 생태학적 사정을 할 때 개인이나 조직의 건강행위 수행을 가능하게 도와주는 것과 관련된 요인은?

① 성향요인
② 촉진요인
③ 강화요인
④ 행위요인
⑤ 환경요인

10 학교환경위생정화구역에 대한 설명으로 옳은 것은?

① 정화구역 관리는 보건교사가 담당한다.
② 절대정화구역은 학교 경계선에서 직선거리로 50m까지이다.
③ 상·하급 학교간 정화구역이 중복될 경우 상급 학교장이 정화구역을 관리한다.
④ 상대정화구역은 절대정화구역을 제외한 학교 경계선에서 직선거리로 200m까지의 지역이다.
⑤ 학교 간에 절대정화구역과 상대정화구역이 중복될 때는 상대정화구역이 설정된 학교에서 관리한다.

8 세미나 ··· 토론 구성원이 해당 주제에 관한 전문가나 연구자로 이루어져있을 때 주제발표자가 먼저 발표하고 토론참가자들이 이에 대한 토론을 하는 방법이다. 사전의 철저한 연구와 준비를 전제로 하여 토론자들이 주제에 대한 지식이나 정보를 깊이 있게 토론할 수 있다.

9 그린(Green)의 PRECEDE-PROCEED Model
　　㉠ 1단계 : 사회적 사정단계로 대상 인구집단의 관심 있는 문제나 일반적인 요구 등에 대한 사정
　　㉡ 2단계 : 역학적 진단으로 1단계에서 드러난 사회적 문제들을 확인하는 것으로 어떤 건강 문제가 중요한 지 객관적으로 측정된 자료를 이용하여 확인하는 것이 보통이다.
　　㉢ 3단계 : 행동적, 환경적 진단으로 주요 보건의료 문제와 관련되는 구체적 건강 행위와 생활양식, 환경적 요인들을 파악
　　㉣ 4단계 : 교육적, 생태학적 진단으로 대상자의 건강행위, 생활양식에 영향을 주는 결정요인으로 지식이나 태도에 해당하는 성향요인(predisposing factor), 문제행위를 없애는 강화요인(reinforcing factor), 수행을 가능하게 하는 촉진요인(enabling factor)을 파악
　　㉤ 5단계 : 행정적, 정책적 진단으로 프로그램의 개발 및 시행과 관련되는 조직적, 행정적 능력과 자원을 검토하고 평가하는 것(인력, 물자, 시설, 예산 등)
　　㉥ 6단계 : 수행단계
　　㉦ 7단계 : 과정평가로서 수행 중에 처음으로 문제점을 찾아냈을 때 그 문제가 표면화되기 전에 수정하는 것
　　㉧ 8단계 : 영향평가로 대상행위와 성향요인, 강화요인, 촉진요인 그리고 행위에 영향을 미치는 환경요인에 대한 즉각적인 효과에 대한 평가
　　㉨ 9단계 : 결과평가로 계획과정의 가장 첫 단계에서 만들어진 건강상태와 삶의 질을 평가하는 것

10 관련 법조항이 삭제 및 제·개정되었다.
　　① 학교의 장은 해당 학교의 보호구역 내 교육환경에 대한 현황 조사 및 보호구역 내 금지행위의 방지 등을 위한 계도 등(관리)을 한다. 다만, 학교가 개교하기 전까지의 관리는 보호구역을 설정한 자가 한다.
　　② 절대보호구역은 학교출입문 또는 학교경계로부터 직선거리로 50미터까지인 지역이다.
　　③ 상·하급 학교 간에 보호구역이 서로 중복되는 경우에는 하급학교가 이를 관리한다. 다만, 하급학교가 유치원인 경우에는 그 상급학교로 한다.
　　④ 상대보호구역은 학교경계등으로부터 직선거리로 200미터까지인 지역 중 절대보호구역을 제외한 지역을 말한다.
　　⑤ 학교 간에 절대보호구역과 상대보호구역이 서로 중복되는 경우 그 중복된 보호구역에 대한 관리는 절대보호구역이 설정된 학교의 장이 한다.

정답 및 해설 8.③ 9.② 10.④

11 산업재해를 나타내는 도수율과 강도율의 분모로 맞는 것은?

① 재해 건수
② 실 근로자 수
③ 평균 근로자 수
④ 손실 작업일수
⑤ 연 근로시간 수

12 일차예방(primary prevention)에 해당하는 지역사회간호 활동은?

① 6개월 영아에게 D.P.T 백신을 접종하였다.
② 뇌졸중의 편마비 남성에게 보행방법을 교육하였다.
③ 성적 접촉이 많은 여성에게 Pap-smear를 실시하였다.
④ 임신성 당뇨를 진단받은 임산부에게 식이교육을 실시하였다.
⑤ 전기드릴 작업군에게 Raynaud s phenomenon의 발생률을 조사하였다.

13 서울시는 지역진단을 통해 비만과 성인병 관리에 대한 요구를 파악한 후 대사증후군 관리 사업을 계획, 시행 및 평가하였다. 사업의 적절성 평가를 위해 비교분석해야 할 내용은?

① 투입된 인력, 비용 및 시간 간의 관계
② 수립된 지역보건의료계획과 진행 수준의 비교
③ 지역진단 결과와 사업목표 달성 수준 간의 비교
④ 투입된 인력, 비용, 시간과 성취한 결과 간의 비교
⑤ 설정한 사업의 목표와 실제 성취한 결과 간의 비교

11 도수율(Frequency rate) … 위험에 노출된 단위시간당 재해가 얼마나 발생했는가를 보는 것

※ 도수율 = $\dfrac{재해건수}{연근로시간수} \times 1,000,000$

12 간호활동

ⓐ 1차 예방 : 건강유지 및 증진, 질병예방을 목표로 하는 환경위생 및 보존, 식수보존, 주거환경, 식품관리, 예방접종, 영양개선 등의 활동

ⓑ 2차 예방 : 질병의 조기발견 및 조기치료를 목표로 질병의 전구기·잠복기의 증상 등의 사정과 병원을 중심으로 하는 환자간호를 제공

ⓒ 3차 예방 : 기능의 극대화, 재활을 목표로 하는 치료를 통한 기능회복 및 장애의 최소화를 위한 활동

13 ③ 사업의 적절성(적합성) 평가를 위해서는 목표달성정도를 분석해야 한다.

정답 및 해설   11.⑤   12.①   13.③

14 지역사회간호 활동의 수단 중 가정방문의 장점으로 알맞은 것은?

① 간호사의 시간을 절약할 수 있다.

② 다른 전문 요원의 도움을 받는 것이 용이하다.

③ 하루에 많은 대상자를 만날 수 있어 비용효과적이다.

④ 같은 문제를 가진 대상자끼리 서로의 경험을 나눌 수 있다.

⑤ 가정 환경을 파악할 수 있어 가족의 상황에 맞는 간호를 제공할 수 있다.

15 다음은 어떤 학습이론에 대한 설명인가?

> • 학습이란 자기실현을 할 수 있도록 개인의 잠재력을 발달시키는 것이다.
> • 스스로 학습하며 학습이 유용했는지를 스스로 평가하도록 한다.
> • 학습자가 자발적인 사람이기 때문에 교육자의 역할은 학습자의 조력자이며 촉진자의 역할이다.

① 사회-학습이론

② 계획된 행위이론

③ 인지주의 학습이론

④ 행동주의 학습이론

⑤ 인본주의 학습이론

16 생후 6개월 된 아이가 예방접종을 위해 보건소를 방문하였다. 이 아이가 제 시기에 예방접종을 받았다면 지금까지 접종하였을 내용에 포함되지 않는 것은?

① 결핵

② 홍역

③ 폴리오

④ 백일해

⑤ B형간염

14 가정방문의 장·단점
  ㉠ 장점
  - 편익성 : 가정방문은 건강관리사업에서 대상자의 일상적인 과정으로 통합되어 있으며 대상자의 입장에서 교통에 걸리는 시간이나 기관에서의 대기시간이 불필요해진다.
  - 접근성 : 이동이 용이하지 못하거나 다른 기관으로 갈 수 없는 대상자들의 건강관리가 가능하다. 서비스의 요구가 있는 대상자를 확인하는 기회를 지닌 지역사회간호사들이 제공한다.
  - 정보 : 간호사는 대상자 개인 및 가족과 대상자의 환경 등 대상자의 완전한 상황을 파악할 수 있고, 대상자의 문제를 예방하는 활동을 할 수 있다.
  - 관계성 : 대상자를 자율적으로 연습하게 하고 통제할 수 있으며 친밀감을 가지게 되므로 정보를 더 많이 얻을 수 있다.
  - 비용 : 가정방문은 의료비 절감에 크게 기여한다.
  - 결과 : 대상자는 가정방문을 통해 빠르게 회복된다.
  ㉡ 단점
  - 친밀성과 전문직업적 관계 거리유지 : 간호사와 대상자 간의 친밀감이 장점이 될 수도 있으나 치료를 위한 적절한 전문적 거리를 유지하는 데 어려움을 초래할 수 있다.
  - 대상자 조력과 평가절하 : 다른 사람의 도움을 받을 때 자신을 미숙하다고 인지하기 쉬우므로 대상자가 스스로를 평가절하하지 않도록 자기효능감을 전해주어야 한다.
  - 대상자의 의존성 : 대상자들이 독자성을 가지지 못하고 계속 지역사회간호사에게 의존할 가능성이 많다.
  - 애타주의와 현실주의 : 애타주의와 현실주의간의 균형을 유지하여야 한다.
  - 자원활용 : 가정환경에서는 물질과 자원이 부족한 경우가 많다.
  - 비용과 질 : 비용억제와 질의 균형에서 문제가 발생할 수 있다.

15 ① 사회-학습이론 : 사람의 행동은 다른 사람의 행동이나 어떤 주어진 상황을 관찰하고 모방함으로써 이루어진다는 이론으로 해석한다.
  ② 계획된 행위이론 : 사람들은 특정 행동에 대해 긍정적인 태도를 가지고 있고, 자신에게 중요한 주변사람들에게 그 행동이 용인될 수 있을 때, 행동 의도가 높아지게 된다.
  ③ 인지주의 학습이론 : 학습이란 학습자가 기억 속에서 학습사태에서 일어나는 여러 가지 사상에 관한 정보를 보존하고 조직하는 인지구조를 형성함으로써 일어나는 현상이다.
  ④ 행동주의 학습이론 : 학습이란 경험의 결과로 나타나는 영속적인 행동의 변화이며, 경험의 결과로 나타난다.

16 ② MMR(홍역, 유행성 이하선염, 풍진) : 생후 12~15개월에 실시, 추가접종은 만 4~6세에 실시
  ① BCG(결핵예방백신) : 생후 4주 이내
  ③ IPV(주사용 폴리오) : 생후 2, 4, 6개월에 실시, 추가접종은 만 4~5세에 실시
  ④ DTaP(디프테리아, 파상풍, 백일해) : 생후 2, 4, 6개월에 실시, 추가접종은 생후 15~18개월, 만 4~5세, 만 11~12세에 실시
  ⑤ B형간염 : 생후 0, 1, 6개월 또는 0, 1, 2개월 일정으로 접종

정답 및 해설 14.⑤ 15.⑤ 16.②

17 다음 설명에 적합한 인구 측정지표는 무엇인가?

> • 한 세대의 여자들이 15~49세 동안 낳은 여아의 수를 나타내는 지표
> • 각 연령별 여아 출산율의 합계

① 총 출산율
② 순 재생산율
③ 일반 출산율
④ 총 재생산율
⑤ 총 특수 출산율

18 다음의 가족구조도에서 확인할 수 있는 것은?

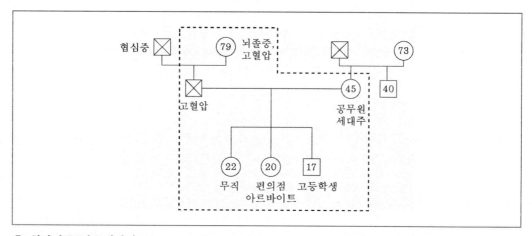

① 취약가족 간호대상자
② 세대주 중심의 재혼가족
③ 6인 동거의 대가족 형태
④ 사회·경제적 어려움이 있음
⑤ 세대주의 남편은 취약한 구성원

19 1992년 브라질 리우데자네이루에서 체결한 유엔환경개발 회의의 주요 기후협약내용은?

① 국제보건 협력 강화

② 지구 온난화의 방지

③ 수질오염물질의 관리 강화

④ 건강유해인자의 건강피해 예방

⑤ 환경성 질환 조사 및 감시체계 구축

---

17 ① 총출산율 $= \dfrac{\text{연간 총출생아 수}}{\text{연 중앙인구}} \times 1,000$

② 순 재생산율 $= \text{합계출산율} \times \dfrac{\text{여아출생 수}}{\text{총출생 수}} \times \dfrac{\text{가임여성시 생존 수}}{\text{여아출생 수}}$

③ 일반출산율 $= \dfrac{\text{연간 총출생아 수}}{\text{가임여성인구}(15 \sim 44 \text{또는} 49\text{세})}$

④ 총 재생산율 $= \text{합계출산율} \times \dfrac{\text{여아출생 수}}{\text{총출생 수}}$

18 사별에 의한 한부모가족에 해당하며 뇌졸중과 고혈압을 가진 79세의 시어머니와 세 자녀를 둔 5인 동거의 가족형태이다. 부양가족이 많아 경제적 어려움은 추정할 수 있으나, 공무원이므로 사회적 어려움이 있다고 보기는 어렵다.

19 기후변화방지협약(유엔기구협약, 1992) … 지구온난화를 일으키는 온실가스의 배출량을 억제하기 위한 협약이다. 규제대상으로는 CO_2, 메탄, NO 등이 있다.

정답 및 해설 17.④ 18.① 19.②

20 수돗물의 수질검사를 시행한 후, 다음과 같은 결과를 얻었다. 다음 중 「먹는 물의 수질기준 및 검사 등에 관한 규칙」에 명시된 기준과 비교 시, 문제가 되는 검사결과는?

① 암모니아성 질소 : 0.7mg/L
② 유리잔류염소 : 2.0mg/L
③ 일반세균 : 50CFU/mL
④ 수소이온 농도 : pH 8.4
⑤ 질산성 질소 : 9mg/L

20 ① 암모니아성 질소는 0.5mg/L를 넘지 아니할 것

② 잔류염소(유리잔류염소를 말한다)는 4.0mg/L를 넘지 아니할 것

③ 일반세균은 1mL 중 100CFU를 넘지 아니할 것

④ 수소이온 농도는 pH 5.8 이상 pH 8.5 이하이어야 할 것. 다만, 샘물, 먹는 샘물 및 먹는 물 공동시설의 물의 경우에는 pH 4.5 이상 pH 9.5 이하이어야 한다.

⑤ 질산성 질소는 10mg/L를 넘지 아니할 것

정답 및 해설   17.④   18.①   19.②   20.①

1 지역사회간호사가 오렘이론을 적용하여 간호목표를 설정하였다. 옳은 것은?

① 가출청소년이 가족과의 원만한 의사소통과 상호작용을 유지한다.
② 당뇨질환을 가진 노인이 합병증 예방을 위해 자가간호를 수행한다.
③ 치매 노인을 둔 가족이 환경 변화 속에서 역동적인 평형상태를 유지한다.
④ 재혼가족이 새로운 구성원과 변화된 가족환경에 적응반응을 나타낸다.

2 보건소와 학교가 협력하여 학생 500명을 대상으로 하여 비만 사업을 수행한 결과 총비용이 200만원 소요되었고 비만율이 10% 감소되었다. 비용효과비는?

① 400
② 500
③ 4,000
④ 5,000

3 지역사회간호활동단계에서 지역주민참여의 의미를 설명한 것으로 옳지 않은 것은?

① 정부정책이나 관련부서의 사업내용을 직접 전달할 수 있으므로 사업진행의 이해도를 높일 수 있다.
② 지역사회의 공동 운명체를 강화시켜 다른 개발활동에 참여 의욕을 높일 수 있다.
③ 보건사업과정 중 예기치 못한 변화가 생길 때 주민의 이해를 얻을 수 있다.
④ 보건사업에 대한 지역주민의 전문성을 향상시켜 공공보건의료의 부담을 경감시킬 수 있다.

4 지역사회 간호과정을 적용하여 대학생을 대상으로 금연 프로그햄을 실시하고자 한다. 다음 중 사정단계에서 이루어진 내용으로 옳은 것은?

① 금연전문강사가 대학을 방문하여 개별금연교육을 실시하였다.

② 이 지역에 있는 2개 대학의 흡연율을 타 지역과 비교하였다.

③ '흡연대학생의 30%가 금연에 성공한다.'로 목표를 설정 하였다.

④ 금연성공률은 6주, 12주, 6개월 후에 평가하기로 하였다.

---

1 오렘이론 ··· 자가간호라는 개념을 간호의 독특한 행위현상으로 보고, 인간이 가진 자가간호 필요성에 관심을 갖고 대상자의 건강상태나 기능에 따라 간호를 제공할 것을 이론적으로 제시하였다.

2 비용효과비 ··· 총비용(200만원) / 총학생수(500명) × 비만율(10%＝0.1)

3 지역주민의 보건사업 참여를 위한 조건 ··· 흥미를 가지게 한다, 신뢰감을 주도록 한다, 욕구를 불러 일으키게 한다, 실천하도록 한다, 만족을 얻게 한다, 주의(Att-ention)를 모은다.

4 사정 내용 ··· 간호요구의 사정, 지역소재 기관의 파악, 지역사회간호사업의 지침 확인, 지역사회 자료의 수집, 자료요약 등을 한다.

정답 및 해설 1.② 2.① 3.④ 4.②

5 보건소에 근무하는 K공무원은 「지역보건법」에 의거하여 보건의료계획서를 수립하려고 한다. K 가 고려해야 할 사항으로 옳은 것은?

① 시장, 군수, 구청장은 당해 시, 군, 구의 지역보건의료계획 또는 그 연차별 시행계획의 시행 결과를 매 시행연도 다음해 2월말까지 보건복지부장관에게 제출하여야 한다.

② 시, 도지사 또는 시장, 군수, 구청장은 지역보건의료계획을 수립하는 경우에 그 주요 내용을 1주 이상 공고한 후 공청회를 실시하여 지역주민의 의견을 수렴하여야 한다.

③ 시, 도지사 또는 시장, 군수, 구청장은 지역보건의료계획을 매 5년마다 수립하여야 한다.

④ 지역보건의료 계획 및 그 연차별 시행계획의 제출시기는 시장, 군수, 구청장의 경우에는 계획 시행 전년도 6월말까지 해야 한다.

6 보건복지부는 2015년 국민의 건강한 삶을 보장하기 위한 의료비 부담경감 방안으로 4대 중증 질환 환자부담 감소를 위한 급여항목을 추가하였다. 해당 질환이 아닌 것은?

① 암
② 치매
③ 심장질환
④ 뇌혈관질환

7 우리나라 보건소에 대한 설명으로 옳은 것은?

① 보건소 설치의 목적은 국민에게 건강에 대한 가치와 책임 의식을 함양하도록 건강에 관한 바른 지식을 보급하고 스스로 건강생활을 실천할 수 있는 여건을 조성함으로써 국민의 건강을 증진함을 목적으로 하고 있다.

② 우리나라 최초의 보건소는 경성보건소로 1923년 설치되었으나, 일본의 형식적인 공공보건정 책으로 유명무실하게 운영되었다.

③ 보건소법은 1956년 처음으로 제정되었으며, 이후 인구구조 및 질병구조의 변화. 국민 소득 수준의 향상 등으로 기능을 강화해야 할 필요성이 커지면서 1991년 지역보건법으로 전면 개편되었다.

④ 1977년 의료보호제도가 실시되면서 보건소는 일차보건의료기관으로 지정되어 의료보호(현 의료급여) 대상자들에게 의료사업을 제공하기 시작하였다.

8 2013년부터 전국 지자체에서 시행되고 있는 지역사회 통합 건강증진 사업의 기본방향 중 옳지 않은 것은?

① 분절적인 단위사업 중심에서 대상자 중심의 통합서비스 제공
② 정해진 지침에 따른 운영에서 지역 여건에 맞추어 탄력적인 운영(자율성)
③ 생애주기별, 공통적 건강문제를 갖는 인구 집단별 모든 주민의 건강관리사업(형평성)
④ 정해진 사업의 물량 관리위주의 평가에서 사업 목적, 목표 달성 여부의 책임 평가(책임성)

---

5 ㉠ 지역보건의료계획서 : 하의상달식, 4년마다 수립, 시행계획은 1년마다
　㉡ 수립과정 : 시군구청장(주민＋단체＋전문가) 의견 들어 시군구계획 수립하여 의회 의결 거쳐 시도지사의 의견을 들어 시도계획 수립 후 의회의 의결을 거쳐 장관에게 제출

6 4대 중증질환… 암·심장·뇌혈관·희귀난치질환 등 네 가지 질환을 말한다.

7 ① 보건소 설치의 목적 : 국민이 자기건강관리 능력을 향상시키는 것을 목적
　② 우리나라 최초의 보건소 : 1946년 10월, 서울에 조직을 갖춘 시초의 모범보건소 설립하여 운영
　③ 보건소법 : 대통령령 의하여 지역사회 공중위생 향상 및 증진을 도모하는 행정기관으로서 시도 조례에 의하여 보건서비스 참조 보건소를 설치하는 것, 기타 보건소에 관한 기본적 사항을 정한 법률로 1962년 제정하고 1991년 법률 제4355호 전문 개정해서 제정되었다

8 지역사회 통합 건강증진 사업… 지자체(보건소)가 지역사회 주민을 대상으로 실시하는 건강생활실천 및 만성질환 예방, 취약계층 건강관리를 목적으로 하는 사업을 통합하여 지역특성 및 주민 수요에 맞게 기획/추진하는 사업

정답 및 해설　5.④　6.②　7.④　8.③

9 보건소 방문간호요원이 가정방문을 하려고 한다. 이때 적용할 가족사정도구 중 사회지지도 (sociosupportgram)에 관한 설명으로 옳은 것은?

① 가족 내 가장 취약한 가족원을 중심으로 가족 내부뿐만 아니라 외부와의 상호작용을 보여준다.

② 가족구성원들이 상호작용하는 외부환경들을 명료하게 해주며, 가족에게 유용한 자원과 스트레스가 되는 자원, 부족한 자원과 보충해야 할 자원 등에 관한 정보를 제공해준다.

③ 가족구성원 중 향후 질병을 앓을 가능성과 지역사회 및 임상에서 복합적인 스트레스를 경험하는 개인을 미리 파악하는데 유용하다.

④ 현재 동거하고 있는 가족구성원들 간의 밀착관계와 상호관계를 파악하는 데 도움이 된다.

10 캐나다의 보건성 장관이었던 Lalonde의 보고서(1974)에서는 건강에 결정을 미치는 주요 요인을 제시하였다. 건강결정요인으로 가장 옳지 않은 것은?

① 생물학적 요인

② 생활습관

③ 교육정도

④ 보건의료조직

11 지역사회간호사가 Green의 PRECEDE-PROCEED 모형을 이용하여 보건교육을 기획하는 과정에서 다음과 같은 진단을 내렸다면 이는 어느 단계에 해당하는가?

> 지역사회주민의 고혈압 식이조절에 대한 지식과 신념이 부족하여 의료시설 이용이 부적절하다.

① 교육 및 생태학적 진단단계

② 사회적 진단단계

③ 역학 및 행위와 환경 진단단계

④ 행정 및 정책적 진단단계

12 역학연구방법에 관한 설명으로 옳은 것은?

① 기술역학은 질병과 특정 노출요인에 대한 정보를 특정한 시점 또는 짧은 기간 내에 얻는 방법이다.

② 단면조사연구의 주요 변수는 인구학적 특성, 지역적 특성, 시간적 특성이다.

③ 후향적 코호트연구는 연구시작 시점 훨씬 이전으로 거슬러 올라가 '요인 노출'과 '질병 발생' 간의 관련성을 추적하는 방법이다.

④ 이중맹검법(double blind method)은 환자-대조군연구에서 정보편견을 최소화하는 방법이다.

---

9 가족지지도 … 가족 전체의 지지체계의 양상을 전반적으로 이해할 수 있도록 도와준다. 가족의 문제를 중재할 때 누구를 중심으로 시작할 것인지, 또 어떻게 지지체계를 활용할 수 있을 것인지 알려준다.

10 Lalonde보고서 4가지 요인 … 생물학적 요인, 환경적인 요인, 생활양식 요인, 보건의료조직 요인

11 교육 및 생태학적 진단단계 … 대상자의 건강행위, 생활양식에 영향을 주는 결정요인으로 성향요인, 상황요인, 촉진요인을 파악한다.

12 ① 기술역학 : 질병의 구모와 분포를 조사함으로써 질병발생의 원인에 대한 가설을 얻기 위해 시행된다.
　② 단면조사 연구 : 일정한 인구집단을 대상으로 특정한 시점이나 일정한 기간 내에 질병을 조사하고 각 질병과 그 인구집단과의 관련성을 알아보는 방법
　④ 이중맹검법 : 암시작용 등의 심리적 효과를 피해 약의 효과를 올바르게 평가하기 위하여 쓰인다.

정답 및 해설 9.① 10.③ 11.① 12.③

13 「감염병의 예방 및 관리에 관한 법률」상 보건복지부장관, 시·도지사 또는 시장, 군수, 구청장이 강제처분권을 가지고 감염병이 의심되는 주거시설, 선박, 항공기, 열차 등의 운송수단 또는 그 밖의 장소에 들어가 필요한 조사나 진찰을 하게 할 수 있는 감염병에 포함되지 않는 것은?

① 제1군감염병
② 제2군감염병 중 디프테리아, 홍역 및 폴리오
③ 제3군감염병 중 쯔쯔가무시증, 렙토스피라증 및 신증후군성 출혈성
④ 생물테러감염병

14 다음은 보건교육방법에 대한 설명이다. 옳은 것을 모두 고르면?

> ㉠ 강의 – 많은 대상자에게 짧은 시간 동안 많은 지식과 정보를 제공한다.
> ㉡ 그룹토의 – 일방식 교육방법으로 참가자가 자유로운 입장에서 상호의견을 교환하고 결론을 내린다.
> ㉢ 분단토의 – 각 견해를 대표하는 토론자 4~5명을 선정하고 사회자의 진행하에 토론한다.
> ㉣ 역할극 – 학습자가 실제 상황 속 인물로 등장하여 그 상황을 분석하고 해결방안을 모색한다.

① ㉠㉣
② ㉡㉣
③ ㉠㉡㉢
④ ㉠㉡㉢㉣

15 지역사회간호사가 지역주민 600명을 대상으로 유방암검진을 실시한 결과 다음과 같은 결과를 얻었다면 민감도와 특이도는?

		유방암 있음	유방암 없음	계
유방암 검진	양성	96	2	98
	음성	5	497	502
계		101	499	600

① 민감도 $= \dfrac{96}{98}$ 특이도 $= \dfrac{497}{502}$

② 민감도 $= \dfrac{96}{101}$ 특이도 $= \dfrac{497}{499}$

③ 민감도 $= \dfrac{2}{98}$ 특이도 $= \dfrac{5}{502}$

④ 민감도 $= \dfrac{5}{101}$ 특이도 $= \dfrac{2}{499}$

---

13 ※ 관련 법조항이 제·개정되었다.
제3군감염병 중 결핵, 성홍열, 수막구균성수막염 포함

14 ⓒ 그룹토의 : 두 명이나 그 이상의 사람이 의견, 경험, 정보를 나누고 함께 아이디어를 제시한 후 평가하는 방식
ⓒ 분단토의 : 교육에 참가한 전원을 여러 개 분단으로 나누어 토의하고 다시 전체를 종합해 토의하는 방법

15 ⊙ 민감도(감수성) = 검사 양성자수 / 총환자수 × 100(%) $= \dfrac{96}{101}$
ⓒ 특이도 = 검사 음성자수 / 총비환자수 × 100(%) $= \dfrac{497}{499}$

정답 및 해설 13.③ 14.① 15.②

16 소음이 심한 산업장에서 일하는 근로자가 건강진단 결과 질병유소견자로 발견되어 업무수행 적합여부를 평가한 경과 '다'로 판정 받았다. 보건관리자가 이 근로자에게 교육한 내용으로 옳은 것은?

① 현재의 조건하에서 작업이 가능하며 지속적인 청력검사가 필요함

② 귀마개와 귀덮개를 모두 착용한 상태에서 현재의 작업이 가능함

③ 근로시간을 50% 단축한 상태에서 현재의 작업이 가능함

④ 청력장해가 우려되어 한시적으로 현재의 작업을 할 수 없음

17 2015년 6월 현재 우리나라의 중앙재난안전대책 본부장은 누구인가?

① 대통령

② 국민안전처차관

③ 국민안전처장관

④ 발생지역의 지자체장

18 산업장 유해물질 허용기준에 관한 설명으로 옳은 것은?

① 우리나라 유해물질의 허용기준은 모두 세계표준기준을 채택하고 있다.

② 시간가중 평균노출기준(Time Weighted Average : TWA)은 하루 24시간 중에 실제 수행된 노동시간 중의 평균 농도로 나타낸다.

③ 단시간 노출기준(Short Term Exposure Limit : STEL)은 근로자가 1회에 60분간 유해요인에 노출되는 경우를 기준으로 나타낸다.

④ 유해물질을 혼재해서 사용하는 경우 단독 유해물질의 노출기준을 그대로 적용해서는 안된다.

19 아래와 같은 인구구조를 가진 지역사회가 있다. 이 지역사회의 노령화 지수는? (단, 단위는 명)

- 0 ~ 14세 : 200
- 15 ~ 44세 : 700
- 45 ~ 64세 : 500
- 65 ~ 80세 : 200
- 81세 이상 : 100

① 1.5
② 15
③ 150
④ 700

---

16 업무수행 적합여부 '다' … 건강장해가 우려되어 한시적으로 현재의 작업을 할 수 없는 경우(건강상 또는 근로조건상의 문제가 해결된 후 작업복귀 가능)

17 중앙재난안전대책본부는 대한민국에 있는 대규모 재난의 대응·복구 등에 관한 사항을 총괄·조정하고 필요한 조치를 하기 위하여 국민안전처에 두는 기관이다. 사회적 재난이 심각상태가 되면 국민안전처 장관을 중앙본부장으로 하여 구성된다. → 국민안전처는 2017. 07. 행정안전부에 통합되었다.

18 ① 우리나라에서는 유해물질의 허용농도를 노동부 고시(제88-69호)를 통하여 정의하고 있다
② **시간가중 평균노출기준** : 하루8시간, 1주 40시간 이상 작업 동안에 폭로된 평균농도의 상한치
③ **단시간 노출기준** : 1회 15분 이상 노출을 예방하기 위한 기준

19 노령화지수 = 65세 이상 인구 수 / 0 ~ 14세 인구수 × 100 = 300 / 200 × 100 = 150

정답 및 해설 16.④ 17.③ 18.④ 19.③

20 실험기구를 생산하는 공장지대 근처에 살고 있는 김씨는 주변 지하수를 식수로 사용하고 있다. 얼마 전부터 김씨는 입안에 출혈이 있고 손 떨림이 심해져 병원을 방문하게 되었다. 김씨에게 의심되는 중독으로 가장 옳은 것은?

① 납중독
② 수은중독
③ 크롬중독
④ 카드뮴중독

20 수은중독 … 수은이나 수은 화합물의 흡입, 복용 또는 접촉을 통해 노출되고 그 결과 기준치 이상의 수은이 몸에 축적되어 생기는 질환

정답 및 해설 20.②

1 지역사회의 분류에 대한 설명으로 옳지 않은 것은?

① 가족, 이웃 등과 같이 친밀성과 공동의식을 소유하고 있는 집단을 '대면 공동체'라고 한다.

② 감염병 관리 대상 집단은 '동일한 요구를 지닌 공동체'에 해당한다.

③ 지정학적 경계를 넘어 대기오염, 수질오염, 토양오염 등의 동일한 문제가 있는 지역사회를 '자원공동체'라고 한다.

④ 같은 고향 출신 집단은 '소속 공동체'에 해당한다.

2 지역보건사업에서 이차 예방에 해당하는 것은?

① 뇌졸증, 두부 손상 관련 재활프로그램 이행

② 상담과 관찰을 통한 가정 폭력 피해자의 조기 발견

③ 적절한 식사, 운동과 같은 건강한 일상생활 교육

④ 인플루엔자 예방접종 실시

3 우리나라 보건행정체계의 특징으로 옳지 않은 것은?

① 치료 위주의 의료서비스 제공으로 인하여 포괄적 의료서비스 제공이 부족하다.

② 의료기관의 90% 이상은 민간부문이 차지하고 있고, 공공부문의 비중은 매우 취약하다.

③ 의료기관과 의료인력이 농촌에 비해 도시에 집중되어있다.

④ 보건의료의 관장 부서가 일원화되어있어 효율적 관리가 가능하다.

4 지역보건법령상 지역보건의료계획에 대한 설명으로 옳지 않은 것은?

① 지역주민, 보건의료관련기관·단체 및 전문가의 의견을 반영하여 수립한다.

② 보건복지부에서 수립된 계획안이 시·도와 시·군·구에 전달된다.

③ 보건의료수요 측정, 보건의료에 관한 장단기 공급대책, 인력·조직·재정 등의 사항이 포함된다.

④ 지역보건의료계획은 4년마다 수립하여야 한다.

---

1   ③ 생태학적 공동체를 말한다.

2   ① 3차예방에 해당된다.
　　② 빠르고 정확한 (조기)처치에 대한 부분은 2차 예방에 해당된다.
　　③④ 질병의 유입을 감소시키고 이완되지 않도록 하는 1차 예방에 해당된다.

3   ④ 관장부서가 다원화되어있어 효율적이지 못하다.

4   ② 보건복지부가 아닌 지역보건소에서 계획한다.

정답 및 해설   1.③ 2.② 3.④ 4.②

5 팬더(Pender)의 건강증진모형을 이용하여 건강한 젊은 성인들을 대상으로 제공할 수 있는 운동프로그램 중재로 옳지 않은 것은?

① 대상자의 자기효능감을 증진시킨다.
② 대상자에게 운동의 이점을 설명한다.
③ 건강 위협을 통해 대상자를 동기화한다.
④ 대상자 가족들이 대상자를 지지하도록 한다.

6 다음의 ㉠, ㉡에 공통으로 들어갈 용어는?

• 1999년 세계보건기구(WHO) 유럽사무국은 'health 21'을 발표하였는데, 이 보고서는 (㉠)을(를) 강조하며 유럽지역내 국가간 기대수명의 격차를 최소 30%를 줄이고, 사회경제적 집단간 기대 수명의 격차를 최소 25%를 줄일 것을 권고하였다.
• 우리나라의 제3차 국민건강증진종합계획에 따르면 건강수명 연장과 (㉡)을(를) 제고하는 것을 목표로 하고 있다.

---

① 공중보건
② 건강형평성
③ 일차보건의료
④ 질병예방

7 다음에 해당하는 진료비 지불제도는?

> - 총진료비 억제와 과잉 진료에 대한 자율적 억제가 가능하다.
> - 매년 진료비 계약을 둘러싼 교섭의 어려움으로 의료제공의 혼란을 초래할 우려가 있고 새로운 기술의 도입이 지연될 수 있다.

① 행위별 수가제
② 포괄수가제
③ 총액계약제
④ 인두제

---

5 ② 인지, 정서의 중요성에 대한 부분이다.
　　③ 건강위협을 통한 동기화는 옳지 않다.

6 건강형평성의 개념은 한 사회에서 건강증진의 개념은 단순하게 평균적 수준의 건강향상을 말하는 것이 아니라, 사회경제적으로 불이익을 받는 인구집단의 건강향상을 통해 전체 인구집단의 건강수준을 높이는 것을 말한다. 건강형평성은 건강의 하향평준화가 아니라 상향평준화를 기본적으로 지향한다.

7 ① **행위별 수가제** : 행위별수가제는 진료에 소요되는 약제 또는 재료비를 별도로 산정하고, 의료인이 제공한 진료행위 하나하나 마다 항목별로 가격을 책정하여 진료비를 지급하도록 하는 제도
　　② **포괄수가제** : 한 가지 치료행위가 기준이 아니고, 환자가 어떤 질병의 진료를 위하여 입원했는가에 따라 질병군(또는 환자군)별로 미리 책정된 일정액의 진료비를 지급하는 제도
　　③ **총액계약제** : 보험자 측과 의사단체(보험의협회)간에 국민에게 제공되는 의료서비스에 대한 진료비 총액을 추계하고 협의한 후, 사전에 결정된 진료비 총액을 지급하는 방식으로(의사단체는 행위별 수가기준 등에 의하여 각 의사에게 진료비를 배분함) 독일의 보험의에게 적용되는 방식
　　④ **인두제** : 의사가 맡고 있는 환자수, 즉 자기의 환자가 될 가능성이 있는 일정지역의 주민수에 일정금액을 곱하여 이에 상응하는 보수를 지급 받는 방식

정답 및 해설 5.③ 6.② 7.③

8 다음 설명에 해당하는 것은?

> 지역사회 간호사가 복잡한 제반 건강문제를 가진 대상자에게 질병관리 이외에도 필요로 하는 서비스를 받을 수 있도록 포괄적 서비스를 제공하기 위한 방법이다.

① 사례관리
② 사회마케팅
③ 지역보건사업 기획
④ 지역사회조직 개발

9 우리나라 국민의료비에 대한 설명으로 옳지 않은 것은?

① 국민의료비중 공공재원의 비율이 OECD의 평균에 못 미치는 수준이다.
② 인구의 고령화와 만성퇴행성 질환의 증가로 국민의료비가 증가하고 있다.
③ 국민의료비 상승속도는 일반 경제 규모 확대 속도보다 빠르게 증가하고 있다.
④ 건강보험 보장성 확대를 통해 국민의료비 증가를 억제할 수 있다.

10 가족간호 수행전략에 대한 설명으로 옳은 것은?

① 가족의 강점보다 약점 활용에 초점을 둔다.
② 가족 문제 해결을 위해 간호표준보다 가족의 신념에 따른다.
③ 합리적이고 과학적으로 접근하기 위해 간호계획 수립시 간호사가 주도적으로 작성한다.
④ 가족이 스스로 현재와 미래의 문제에 대처할 수 있는 능력을 기를 수 있도록 한다.

11 다음 중 가장 우선적으로 해결해야 할 지역사회 간호문제는?

① 지역사회 주민의 결핵발생

② 노인의 정서적지지 부족

③ 성인의 높은 당뇨병 유병률

④ 지역사회 소아 비만율 증가

---

8 사례관리 … 질병관리이외의 필요서비스를 받을 수 있는, 삶의 질을 높일 수 있는 포괄적인 서비스이다.

9 ④ 건강보험 보장성 확대는 드는 비용이 늘어나기 때문에 국민의료비 증가를 가져온다.

10 ① 가족의 강점 활용에 초점을 둔다.
② 가족의 신념보다는 간호표준에 따라야한다.
③ 간호계획 수립시 간호사와 가족이 상호간의 교류를 통해 함께 방향을 설정해야한다.

11 ① 가장 위험하고 급한 전염병인 결핵을 우선적으로 해결해야한다.

정답 및 해설 8.① 9.④ 10.④ 11.①

12 가족간호사정을 위한 가계도 작성에 대한 설명으로 옳지 않은 것은?

① 일반적으로 3세대 이상이 포함되도록 작성하고 가족의 구조적 특성을 나타낸다.

② 자녀는 수직선으로 나타내고, 오른쪽에서 왼쪽으로 출생순위를 나타낸다.

③ 부부를 중심으로 자녀를 그리고 난후에 부부의 양가 부모 및 형제자매를 그린다.

④ 가족 구성원 개인에 대하여 연령, 성별 및 질병상태 등을 기술한다.

13 다음에 해당하는 보건교육 방법은?

> 보건소에서 지역사회의 A초등학교 전교생 800명을 대상으로 3일간 집중적으로 손씻기의 중요성을 강조하여 학생들의 인식을 높이려고 한다.

① 역할극

② 캠페인

③ 심포지엄

④ 시범

14 다음에 해당하는 역학연구방법은?

> 건강한 지역주민 중 표준체중과 과체중을 가진 사람을 대상으로 일정한 시간이 경과한 후 고혈압 발생과의 관계를 알아보고자 한다.

① 코호트 연구

② 환자 대조군 연구

③ 단면적 연구

④ 기술 역학

15 근로자의 건강진단시 다음에 해당하는 건강관리 구분은?

> 직업성 질병으로 진전될 우려가 있어 추적검사 등 관찰이 필요한 자

① C_1

② C_2

③ D_1

④ D_2

---

12 ② 자녀는 수평선으로 나타내고, 출생순위는 왼쪽에서 오른쪽으로 나타낸다.

13 캠페인은 대중매체(TV, 라디오)나 광고를 통해, 단시간동안 지식, 기술에 대한 내용을 설명할 때 사용하는 방법이다.

14 코호트 연구(Cohort study)는 전향성 추적조사를 의미한다. 특정 요인에 노출된 집단과 노출되지 않은 집단을 추적하고 연구 대상 질병의 발생률을 비교하여 요인과 질병 발생 관계를 조사하는 연구 방법이다. 요인 대조연구(factor-control study)라고도 불린다.
어떤 원인이 어떤 결과를 가져오는가를 연구하는 방법으로 시간적인 개념을 포함한다. 장점은 비교 위험도와 귀속 위험도를 직접 측정이 가능하고 객관적이며, 부수적으로 다른 질환과의 관계도 파악이 가능하며 시간적인 선후관계를 알 수 있다는 점이다. 하지만 질병 분류에 착오가 발생하거나, 시간과 비용적인 측면이 많이 소요된다. 시간이 오래 걸리는 만큼 대상자가 중도에 탈락하게 되기 쉽다는 단점이 있다.

15 직업성 질병과 일반성 질병으로 구분하고 C_1, C_2는 요관찰자(지금까지의 작업을 계속하지만 방치하지 않고 건강상태를 관찰할 필요가 있는 사람)를 의미하며 D_1, D_2는 유소견자를 의미한다.

정답 및 해설 12.② 13.② 14.① 15.①

16 학교에서 수두 환자가 발생하였을 경우 학교장이 취해야 할 조치로 적절하지 않은 것은?

① 감독청에 즉시 보고한다.
② 관할 보건소에 즉시 신고한다.
③ 환자에게 등교 중지를 명한다.
④ 감염 여부를 확인하기 위해 가검물을 채취하고, 유행규모를 파악한다.

17 건강 지표에 대한 설명으로 옳은 것은?

① 한명의 가임기 여성이 일생동안 모두 몇 명의 아이를 낳는가를 나타내는 지수를 일반 출산율이라고 한다.
② 지역사회의 건강수준을 평가할 수 있는 지표로는 영아사망률, 질병 이환율, 기대위험도가 있다.
③ 비례사망지수가 높다는 것은 건강수준이 낮음을 말한다.
④ 선진국의 경우 영아사망의 $\frac{2}{3}$ 정도가 신생아기에 발생하며, 개발도상국에서는 신생아기 이후에 더 발생한다.

18 노인인구에 대한 설명으로 옳지 않은 것은?

① 노년부양비는 15 ~ 64세의 인구에 대한 65세 이상의 인구의 비를 의미한다.
② 우리나라의 노년부양비, 노령화지수는 계속 증가하고 있다.
③ 현재 우리나라는 노인인구의 지속적인 증가로 고령사회에 속한다.
④ 노령화지수는 0 ~ 14세 인구에 대한 65세 이상 인구의 비를 의미한다.

19 다음의 세균성 식중독 중 감염형 식중독이 아닌 것은?

① 살모넬라 식중독
② 황색포도상구균 식중독
③ 장염비브리오 식중독
④ 병원성 대장균 식중독

---

16 ④ 보건교육을 실시하고, 추가 환자에 대해 파악해야한다.

17 ① 일생동안이 아닌 일년동안이다.
② 영아 사망률만 해당된다.
③ 건강수준이 높음을 말한다.

18 ③ 일본과 달리 우리나라는 아직 고령사회가 아닌, 고령사회로 가고 있는 단계이다.

19 ② 세균성 식중독은 크게 독소형과 감염형으로 나누어지는데, 독소형 식중독으로는 보툴리누스식중독, 웰치스 식중독, 포도상구균식중독이 있다.

20 자궁경부암 조기검진을 위한 자궁경부세포진검사(pap smear test)결과에서 특이도(%)는?

자궁경부세포진검사 (pap smear test)	생검(biopsy)에 의한 확진		계
	자궁경부암환자	건강한 사람	
양성	188	72	260
음성	12	488	500
계	200	560	760

① $\dfrac{188}{200} \times 100$

② $\dfrac{188}{260} \times 100$

③ $\dfrac{488}{560} \times 100$

④ $\dfrac{488}{500} \times 100$

1 환자–대조군 연구에 대한 설명으로 옳은 것은?

① 희귀한 질병을 연구하는 데 적합하다.

② 질병의 자연사나 규모를 모를 때 시행하는 첫 번째 연구로서 유용하다.

③ 질병과 발생 요인간의 시간적 선후관계를 명확하게 조사할 수 있다.

④ 질병 발생률과 비교 위험도를 산출하는 데 적합하다.

2 다음 설명에 해당하는 질병 발생 모형은?

질병 발생을 인간과 환경과의 상호작용의 결과로 설명하며, 질병에 대한 원인 요소들의 기여 정도에 따라 면적 크기를 다르게 표현함으로써 역학적으로 분석한다.

① 역학적 삼각형 모형

② 거미줄 모형

③ 수레바퀴 모형

④ 원인 모형

3 A보건소에서 대학생을 대상으로 절주 프로그램을 시행하였다. 이 프로그램을 구조–과정–결과로 평가한다면, 과정평가에 해당하는 것은?

① 절주 프로그램 참여율 파악

② 고위험 음주율 변화 비교

③ 음주와 건강에 대한 지식의 변화 비교

④ 절주 프로그램의 비용 효과성 분석

4 산업장에서 근무 중인 A씨가 아래와 같은 증상을 호소하였다면 의심되는 중독은?

- 수면장애와 피로감
- 손 처짐(wrist drop)을 동반한 팔과 손의 마비
- 근육통과 식욕부진
- 빈혈

---

① 납 중독
② 크롬 중독
③ 수은 중독
④ 카드뮴 중독

---

1 환자-대조군 연구 … 이미 특정질병에 걸려 있는 환자군을 선정하고 각각의 환자와 짝지어질 수 있는 그 질병에 걸려 있지 않은 대조군을 선정하여, 이 두 소집단이 원인이라고 의심되는 요인에 폭로되었던 비율의 차이를 통계적으로 검증하여 폭로요인과 질병발생과의 연관성을 판단한다.

2 제시된 내용은 질병 발생 모형 중 수레바퀴 모형에 대한 설명이다.

3 ① 참여율 파악은 과정평가에 해당한다.
②③ 결과평가
④ 구조평가

4 제시된 증상은 납(Pb)에 중독되었을 때 나타나는 증상이다.
② 크롬 중독은 자극 피부염, 코 뚫림 따위를 일으키며 폐암의 원인이 되기도 한다.
③ 수은 중독의 증상으로는 혓바늘, 수전증, 얼굴 떨림, 무감각증, 기억장애 등이 있다.
④ 카드뮴 중독은 경구적 노출의 경우, 위장점막을 강하게 자극하고 오심, 구토, 복통, 설사를 일으키며, 호흡기계를 통한 노출은 폐기종, 신장애, 단백뇨 증상을 보인다.

정답 및 해설 1.① 2.③ 3.① 4.①

5 호흡기 계통으로 병원체가 침입하여 발병되는 감염성 질환은?

① 콜레라

② B형 간염

③ 장티푸스

④ 신증후군출혈열

6 로이(Roy)는 적응이론에서 환경에 대처하기 위한 개인의 능력에 영향을 주는 자극을 3가지로 분류했다. 다음 중 A씨의 상황에서 잔여자극(residual stimuli)에 해당하는 것은?

① A씨는 당뇨병을 진단받았다.

② A씨는 당뇨식이의 유익성에 대한 신념이 부족하다.

③ A씨는 혈당 측정에 대한 근심으로 불면증을 호소한다.

④ A씨는 장기간의 투병으로 재정적 어려움이 크다고 호소한다.

7 SWOT 분석의 전략 수립에 대한 설명으로 옳지 않은 것은?

① SO 전략은 사업 구조, 영역, 시장을 확대하는 방향으로 수립한다.

② ST 전략은 신기술 개발, 새로운 대상자를 개발하는 방향으로 수립한다.

③ WO 전략은 기존 사업의 철수, 신사업의 개발 및 확산 방향으로 수립한다.

④ WT 전략은 사업 축소 또는 폐지하는 방향으로 수립한다.

8 초등학교 보건교사가 인지주의 학습 이론을 적용하여 비만 아동에게 체중 감량을 위한 식이교육을 실시하고자 할 때 가장 적절한 방법은?

① 음식일기를 기록한 날에는 일기장에 예쁜 스티커를 붙여 주었다.

② 익숙한 동요의 가사를 음식 칼로리에 대한 내용으로 바꾸어 반복해서 부르게 하였다.

③ 아동이 자율성을 가지고 다이어트 식단을 스스로 작성하도록 독려하였다.

④ 고칼로리 음식섭취를 자제하면서 조금씩 체중을 감량하고 있는 아동에게는 칭찬 점수를 주고 모으도록 하였다.

---

5 **신증후군출혈열** … 급성으로 발열, 요통과 출혈, 신부전을 초래하는 사람과 동물 모두에게 감염되는 바이러스 감염증이다. 들쥐의 72~90%를 차지하는 등줄쥐의 배설물이 건조되면서 호흡기를 통하여 원인 바이러스가 전파된다.

6 **자극의 종류**(로이의 적응이론)
　⊙ **초점자극** : 인간의 행동유발에 가장 큰 영향력을 미치는 즉각적이며 직면하고 있는 사건
　ⓒ **연관자극** : 초점자극에 의해 유발되는 행동과 관련된 자극으로 관찰가능한 내·외적 상황
　ⓒ **잔여자극** : 관찰불가능한 신념, 태도, 성격, 과거의 경험

7 **SWOT 분석** … 내부 환경과 외부 환경을 분석하여 강점(strength), 약점(weakness), 기회(opportunity), 위협(threat) 요인을 규정하고 이를 토대로 경영 전략을 수립하는 기법
　⊙ **SO전략**(강점-기회 전략) : 강점을 살려 기회를 포착
　ⓒ **ST전략**(강점-위협 전략) : 강점을 살려 위협을 회피
　ⓒ **WO전략**(약점-기회 전략) : 약점을 보완하여 기회를 포착
　ⓔ **WT전략**(약점-위협 전략) : 약점을 보완하여 위협을 회피

8 인지주의적 관점에서 학습이란 학습자가 기억 속에서 학습사태에서 일어나는 여러 가지 사상에 관한 정보를 보존하고 조직하는 인지구조를 형성함으로써 일어나는 현상이다. 따라서 인지주의 학습 이론을 적용한 교육방법은 ②이다.

정답 및 해설　5.④　6.②　7.③　8.②

9 「학교보건법 시행령」상 학교환경위생정화구역(이하 "정화구역"이라 한다) 설치 및 관리에 대한 설명으로 옳은 것은?

① 학교의 장은 해당 학교의 절대정화구역과 상대정화구역을 설정한 후 해당 시·도의 교육감에게 알려야 한다.

② 초등학교와 중학교 간에 정화구역이 서로 중복될 경우에는 초등학교의 장이 중복된 정화구역을 관리한다.

③ 상대정화구역은 학교 출입문에서 직선거리로 200 m까지인 지역 중 절대정화구역을 포함한 지역으로 한다.

④ 학교 간에 절대정화구역과 상대정화구역이 서로 중복될 경우에는 상대정화구역이 설정된 학교의 장이 이를 관리한다.

10 프라이(Fry)의 국가보건 의료체계 유형 중 자유방임형에 대한 설명으로 옳은 것은?

① 의료자원의 효율적 활용으로 지역 간에 균형적 의료 발전이 가능하다.

② 정부 주도로 운영되므로 예방 중심의 질병 관리가 가능하다.

③ 정부의 통제와 간섭으로 의료서비스의 질이 대체적으로 낮은 편이다.

④ 의료기관의 선택이 자유롭고 의료인의 재량권이 부여되어 있다.

11 오마하 문제분류체계(Omaha problem classification scheme)에 대한 설명으로 옳은 것은?

① 7개의 서로 다른 축으로 구성되어 있고 이 축의 조합으로 간호진단 및 간호결과, 간호중재 진술문을 만들어낸다.

② 첫째 수준은 5개의 영역으로 환경, 사회심리, 안전, 질병, 건강 행위 영역으로 구분되어 있다.

③ 20개의 간호 요소와 145개의 가정간호진단으로 구성되어 있다.

④ 셋째 수준은 문제별 2가지의 수정 인자인 문제의 심각성 정도와 대상으로 구성되어 있다.

12 우리나라 보건행정 조직에 대한 설명으로 옳은 것은?

① 「지역보건법 시행령」상 보건지소는 읍·면(보건소가 설치된 읍·면은 제외한다)마다 1개씩 설치할 수 있다. 다만, 지역주민의 보건의료를 위하여 특별히 필요하다고 인정되는 경우에는 필요한 지역에 보건지소를 설치·운영하거나 여러 개의 보건지소를 통합하여 설치·운영할 수 있다.

② 보건복지부는 국민의 보건 향상과 사회복지 증진을 위한 중앙 행정조직으로 보건소에 대한 인사권과 예산권을 가지고 있다.

③ 「지역보건법」상 지역주민의 건강을 증진하고 질병을 예방·관리하기 위하여 시·군·구에 보건복지부령으로 정하는 기준에 따라 해당 지방자치단체의 조례로 보건소(보건의료원을 포함한다)를 설치한다.

④ 「농어촌 등 보건의료를 위한 특별조치법」상 보건진료 전담공무원의 자격은 의사 면허를 가진 사람이어야 한다.

---

9 ① 교육감은 정화구역을 설정하였을 때에는 그에 관한 사항을 시장(행정시의 시장을 포함)·군수 또는 구청장(자치구의 구청장)에게 알리고, 그 설정일자 및 설정구역을 고시하여야 한다.
③ 상대 정화구역은 학교 경계선으로부터 직선거리 200m까지의 지역 중 절대정화구역을 제외한 지역이다.
④ 학교 간에 절대정화구역과 상대정화구역이 중복될 때는 절대정화구역이 설정된 학교의 장이 이를 관리한다.

10 자유 방임형 의료제도는 국민은 의료인이나 의료기관을 선택할 자유가 최대한 있으며, 의료 서비스의 질적 수준이 높으며 의료인에게도 의료의 내용, 범위 및 수준 결정에 재량권이 충분히 부여된다. 그러나 지역적으로나 사회계층 적으로 불균형이 있어 형평성의 이념에 어긋나고 급증하는 의료비의 상승이 문제점이다.

11 오마하 문제분류체계 … 지역사회 보건사업소에서 간호대상자의 문제를 체계적으로 분류하기 위하여 1975년부터 오마하 방문간호사협회와 미국 국립보건원에서 개발하였다.
㉠ 1단계 : 간호실무영역을 환경, 심리사회, 생리, 건강관련행위의 4영역으로 구분
㉡ 2단계 : 44개의 간호진단으로 구분
㉢ 3단계 : 2개의 수정인자 세트로 구성(개인·가족/건강증진·잠재적 건강문제·실제적 건강문제)
㉣ 4단계 : 보건의료제공자에 의하여 관찰된 객관적 증상과 대상자나 보호자에 의해 보고된 주관적 증후로 구성

12 ② 보건소에 대한 인사권과 예산권은 지자체에 있다.
③ 지역주민의 건강을 증진하고 질병을 예방·관리하기 위하여 시·군·구에 대통령령으로 정하는 기준에 따라 해당 지방자치단체의 조례로 보건소(보건의료원을 포함한다)를 설치한다.
④ 보건진료 전담공무원은 간호사·조산사 면허를 가진 사람으로서 보건복지부장관이 실시하는 24주 이상의 직무교육을 받은 사람이어야 한다.

정답 및 해설 9.② 10.④ 11.④ 12.①

13 지역사회 간호사가 지역의 환경이나 생활상을 신속하게 파악하기 위해 걷거나 자동차를 이용하여 관찰하는 자료 수집 방법은?

① 참여 관찰
② 차창 밖 조사
③ 정보원 면담
④ 설문지 조사

14 듀발(Duvall)의 가족발달단계에서 자녀의 사회화 교육이 주요 발달 과업이 되는 단계는?

① 신혼기
② 학령전기
③ 진수기
④ 노년기

13 차창 밖 조사 … 지역사회 간호사가 지역의 환경이나 생활상을 신속하게 파악하기 위해 걷거나 자동차를 이용하여 관찰하는 자료 수집 방법

14 듀발의 가족발달단계

발달단계	발달과업
신혼기 (자녀가 없는 단계)	• 역할과 책임관계의 기준 설정 • 만족스런 소득과 지출체계 수립 • 상호 만족하는 애정과 성생활 체계 수립 • 임신과 부모됨에 대한 적응 및 준비 • 효율적인 대화체계 수립 • 친인척과 원만한 관계 형성
출산 및 유아 양육기 (출산~30개월)	• 자녀출산, 영아기 자녀의 부모역할 적응 • 영아의 발달 지원 • 시간과 가사의 재조정 • 만족스런 부부관계 유지 노력 • 부모와 영어 모두를 위한 만족스러운 가족관계 형성
학령전기 (2~6세)	• 유아기 자녀의 욕구와 관심에 적응, 효율적으로 양육 • 부모역할 수행에 따른 에너지 소모와 사생활 부족에 적응 • 만족스런 부부관계 유지 노력
학령기 (6~13세)	• 학동기 자녀의 잠재력 개발에 대한 교육적 배려 • 아동의 학업성취 지원 • 아동이 정서안정과 소속감을 갖도록 환경조성 • 건설적인 가족공동체 형성노력 • 지역사회 조화시키기 • 만족스런 부부관계 유지 노력
청소년기 (13~20세)	• 청소년 자아의 자아정체감 형성, 책임감, 진로선택 및 준비, 정서적 독립 지원 등 • 10대 자녀와의 생활에 적응하기 • 성숙한 부모로서의 자질과 능력을 갖춤 • 재정계획 및 실천 • 만족스런 부부관계 유지 노력, 중년기 준비
진수기 (자녀들이 집을 떠남)	• 자녀의 발달과업에 직면하여 성인기로 자녀를 진수시키기 • 자녀의 독립지원, 자녀의 출가에 따른 부모의 역할 적응 • 지지기반으로서의 가족 기능을 유지 • 재정계획 및 실천 • 만족스런 부부관계 유지 노력, 중·노년기 준비
중년기 (부부만이 남은 가족으로 은퇴까지)	• 부부관계 재정비 • 건강대책 세우기, 중년기 위기감 극복 • 세대 간의 유대감 유지, 조부모 역할 수행 • 노년기 준비
노년기 (은퇴에서 사망까지)	• 노화 및 은퇴에 적응 • 부부관계 유지 및 개선 • 가족 친지와의 유대감 유지 • 가족해체나 가족의 종말에 적응 • 배우자의 사별과 죽음에 대한 수용

정답 및 해설 **13.② 14.②**

15 PRECEDE–PROCEED 모형의 교육 및 생태학적 진단단계에서 제시한 건강행위 결정에 영향을 주는 요인과 항목이 바르게 짝지어진 것은?

① 조정 요인(modifying factor) – 사회적 지지

② 가능 요인(enabling factor) – 친구 또는 동료의 영향

③ 강화 요인(reinforcing factor) – 보건 의료 및 지역사회 자원의 이용 가능성

④ 성향 요인(predisposing factor) – 건강에 대한 신념과 자기 효능

16 모자보건사업의 지표에 대한 설명으로 옳은 것은?

① α-index는 해당 연도의 영아사망수와 모성사망수의 비를 나타낸 값이다.

② 영아사망률은 해당 연도의 출생아 수 1,000명에 대하여 동일 기간에 발생한 1세 미만의 사망아 수를 나타낸 값이다.

③ 주산기사망률은 해당 연도의 총 출생아 수에 대하여 동일 기간의 임신 12주 이후의 태아 사망수와 생후 28일 미만의 신생아 사망수를 나타낸 값이다.

④ 모성사망률은 해당 연도의 출생아 수에 대하여 동일 연도 임신기간 동안 사망한 여성 전체수를 나타낸 값이다.

17 중학생 K군이 폐결핵 진단을 받았다고 학부모가 전화를 한 상황에서 학교가 취한 조치로 옳은 것은?

① 보건교사는 해당 학생의 투베르쿨린 검사(tuberculin test) 결과를 가지고 감염력 소실을 판단한 후 등교중지 해지를 결정하였다.

② 「감염병의 예방 및 관리에 관한 법률」에 의거하여 학교의 장은 결핵 발병 상황을 지체 없이 질병관리본부에 신고하였다.

③ 감염 확산을 막기 위하여 학생의 이름과 상태를 전교생에게 공지한 후 최근 접촉자들에 대해서는 병원 진료를 받도록 조치하였다.

④ 학생과 학부모에게 등교중지 기간은 출석으로 인정된다는 사실을 알려주었다.

15 그린(Green)의 PRECEDE-PROCEED Model

ⓐ 1단계 : 사회적 사정단계로 대상 인구집단의 관심 있는 문제나 일반적인 요구 등에 대한 사정

ⓑ 2단계 : 역학적 진단으로 1단계에서 드러난 사회적 문제들을 확인하는 것으로 어떤 건강 문제가 중요한 지객관 적으로 측정된 자료를 이용하여 확인하는 것이 보통이다.

ⓒ 3단계 : 행동적, 환경적 진단으로 주요 보건의료 문제와 관련되는 구체적 건강 행위와 생활양식, 환경적 요인들을 파악

ⓓ 4단계 : 교육적, 생태학적 진단으로 대상자의 건강행위, 생활양식에 영향을 주는 결정요인으로 성향요인 (predisposing factor), 강화요인(reinforcing factor), 촉진요인(enabling factor)을 파악

ⓔ 5단계 : 행정적, 정책적 진단으로 프로그램의 개발 및 시행과 관련되는 조직적, 행정적 능력과 자원을 검토하고 평가하는 것(인력, 물자, 시설, 예산 등)

ⓕ 6단계 : 수행단계

ⓖ 7단계 : 과정평가로서 수행 중에 처음으로 문제점을 찾아냈을 때 그 문제가 표면화되기 전에 수정하는 것

ⓗ 8단계 : 영향평가로 대상행위와 성향요인, 강화요인, 촉진요인 그리고 행위에 영향을 미치는 환경요인에 대한 즉각적인 효과에 대한 평가

ⓘ 9단계 : 결과평가로 계획과정의 가장 첫 단계에서 만들어진 건강상태와 삶의 질을 평가하는 것

16 ① α-index는 생후 1년 미만의 사망수(영아사망수)를 생후 28일 미만의 사망수(신생아사망수)로 나눈 값이다. 유아사망의 원인이 선천적 원인만이라면 값은 1에 가깝다.

③ 주산기사망률은 임신 28주 이후의 후기 사산수와 생후 7일 이내의 사망자 수를 나타내는 지표이다.

④ 모성사망비에 대한 설명이다. 모성사망률은 해당 연도의 가임기 여성 수에 대하여 동일 연도 임신기간 동안 사망한 여성 전체수를 나타낸 값이다.

※ 모성사망비와 모성사망률

ⓐ 모성사망비(출생아 10만 명당) : (모성사망자 수/출생아수)×100,000

ⓑ 모성사망률(가임기 여성 10만 명당) : (모성사망자 수/가임기 여성 수)×100,000

17 ① 투베르쿨린 검사는 결핵감염에 따라 성립하는 투베르쿨린 알레르기의 검출을 위한 진단용 검사법이다. 감염력 소실 판단에는 적합하지 않다.

② 질병관리본부에 즉시 통보하여야 하는 감염병으로는 탄저, 고병원성인플루엔자, 광견병, 동물인플루엔자 등이 있다.

③ 학생의 이름과 상태를 전교생에게 공지하는 것은 적절하지 않다.

정답 및 해설　15.④　16.②　17.④

18 다음과 같이 가족을 설명하는 이론적 관점은?

> • 가족구성원 간의 다양한 내적인 관계뿐만 아니라 가족과 사회와의 관계를 강조한다.
> • 가족－사회의 연계 및 가족 강화를 통한 사회 체계 안정에 주안점을 두고 있다.
> • 거시적 관점으로 가족이 사회 통합에 어떻게 기여하는가에 초점을 둔다.

① 일반체계론적 관점
② 가족발달이론적 관점
③ 구조기능이론적 관점
④ 상징적 상호작용론적 관점

19 우리나라 노인장기요양보험제도에 대한 설명으로 옳은 것은?

① 대상자의 경제적 수준에 따라 서비스 수혜의 우선 순위가 결정된다.
② 장기요양급여는 가족의 부담을 고려하여 시설급여를 우선적으로 제공하여야 한다.
③ 관리운영기관은 국민건강보험공단이지만 통합 징수한 장기요양보험료와 건강보험료는 각각의 독립회계로 관리한다.
④ 장기요양 인정의 유효기간은 최소 6개월로, 의사 소견을 받아 유효기간을 자동 갱신할 수 있다.

20 세계보건기구가 제시하는 건강도시의 특징으로 옳은 것만을 모두 고른 것은?

> ㉠ 깨끗하고 안전한 물리적 환경
> ㉡ 모든 시민의 기본 욕구 충족 노력
> ㉢ 건강과 복지에 대한 시민 참여
> ㉣ 모든 시민에 대한 적절한 공중보건 및 치료서비스의 보장

① ㉠, ㉡
② ㉢, ㉣
③ ㉠, ㉡, ㉢
④ ㉠, ㉡, ㉢, ㉣

18 제시된 내용은 구조기능이론적 관점에서 가족을 설명한 것이다.

19 ① 장기요양급여는 노인 등의 심신상태·생활환경과 노인 등 및 그 가족의 욕구·선택을 종합적으로 고려하여 필요한 범위 안에서 이를 적정하게 제공하여야 한다.
② 장기요양급여는 노인 등이 가족과 함께 생활하면서 가정에서 장기요양을 받는 재가급여를 우선적으로 제공하여야 한다.
④ 장기요양인정의 유효기간은 최소 1년 이상으로, 장기요양인정의 유효기간이 만료된 후 장기요양급여를 계속하여 받고자 하는 경우 공단에 장기요양인정의 갱신을 신청하여야 한다.

20 건강도시
ⓞ 개념 : 세계보건기구에서 물리적·사회적 형평성을 지속적으로 개선·창출하며, 지역사회자원을 증대시킴으로써 개개인의 능력·잠재력을 모두 발휘하여 상부상조할 수 있는 도시로 선정
ⓞ 배경
• 비만, 각종 성인병 및 고령화사회 등 건강문제 대두
• 난개발, 교통체증, 환경오염 등 도시문제 증가
• 비활동적 일상 및 불규칙적인 식습관 등 생활양식 문제
ⓞ 특징
• 깨끗하고 안전한 물리적·비물리적 환경
• 모든 시민의 기본 욕구 충족 노력
• 건강과 복지에 대한 시민 참여
• 모든 시민에 대한 적절한 공중보건 및 치료서비스의 보장
• 건강 관련 정책, 행정체계가 잘 갖추어진 도시

정답 및 해설 18.③ 19.③ 20.④

1 다음 중 우리나라 지역사회 간호의 역사적 사건으로 옳은 것은?

① 1990년 보건소법이 지역보건법으로 개정되면서 지역보건의료계획이 수립되어 포괄적인 보건의료사업이 수행되었다.

② 부분적이고 지역적인 수준에서 시행되던 보건간호사업이 1960년 보건소법이 제정되면서 보건소를 중심으로 전국적인 차원에서 이루어지게 되었다.

③ 국민의 의료에 대한 욕구가 증가하여 1989년 우리나라 최초로 의료보험이 시행되었다.

④ 1985년 정부는 군단위 보건소를 대상으로 보건간호인력 한 명이 세분화된 보건사업을 통합하여 제공하는 통합보건사업을 시도하였다.

2 향우회와 같은 집단은 어떤 지역사회 유형에 해당되는가?

① 기능적 지역사회

② 경제적 지역사회

③ 구조적 지역사회

④ 감정적 지역사회

3 세계보건기구(WHO)는 일차보건의료의 접근에 대하여 4개의 필수요소를 제시하였다. 다음 중 이에 해당되지 않은 것은?

① 접근성(Accessible)

② 달성가능성(Achievable)

③ 주민의 참여(Available)

④ 지불부담능력(Affordable)

4 우리나라에서 일차보건의료사업에 대한 법적근거를 마련하고 보건진료전담공무원을 양성하는 계기가 된 것은?

① 라론드 보고서

② 오타와 선언

③ 알마아타 선언

④ 몬트리올 의정서

---

1 ① 보건소법이 지역보건법으로 개정된 것은 1995년으로 1996년부터 시행되었다.

② 보건소법이 제정된 것은 1956년이다.

③ 1989년은 국민 모두가 건강보험에 가입되어 그 혜택을 받게 된 해이다. 의료에 대한 사회보험을 실시하고자 하는 의도는 1963년 「의료보험법」이 처음 제정되면서 시작되었고, 의료보험제도가 국민을 상대로 제대로 시행되기 시작한 것은 의료보험법이 제정된 지 14년이 지난 1977년부터이다.

2 향우회는 객지에서 고향 친구나 고향이 같은 사람끼리 애향심으로 단결하여 상호간의 교류와 화합을 통해 구성원들의 복리 증진은 물론 권익을 보호하고 나아가 지역 사회 발전에 기여하고자 결성된 친목단체이다. 따라서 감정적 지역사회에 해당한다.

3 세계보건기구(WHO)에서 제시한 일차보건의료의 필수요소(4A)

㉠ 접근성(Accessible)

㉡ 주민참여(Available)

㉢ 수용가능성(Acceptable)

㉣ 지불부담능력(Affordable)

4 알마아타 선언은 1978년 소련의 알마아타에서 열린 WHO와 UNICEF 공동주최의 일차보건의료에 관한 회의에서 채택된 선언이다. 이 선언은 우리나라에서 일차보건의료사업에 대한 법적근거를 마련하고 보건진료전담공무원을 양성하는 계기가 되었다.

정답 및 해설 1.④ 2.④ 3.② 4.③

5 다음에 해당하는 SWOT 전략은?

> 공격적 전략을 의미 : 사업구조, 영역 및 시장의 확대

① SO 전략(strength-opportunity strategy)

② ST 전략(strength-threat strategy)

③ WO 전략(weakness-opportunity strategy)

④ WT 전략(weakness-threat strategy)

6 아래의 인구통계 자료로 알 수 있는 지역 A의 특성은?

지역 A의 인구통계 자료	• α-index : 1.03 • 유소년 부양비 : 18.9 • 노령화지수 : 376.1 • 경제활동연령인구비율 : 52.7

① 노인 부양에 대한 사회적 대책과 전략이 요구된다.

② 지역사회의 영아사망 및 모성사망 감소에 대한 요구가 높다.

③ 고출생 저사망으로 인한 인구억제 및 가족계획 정책이 요구된다.

④ 근대화 과정의 초기로서 사망률 저하를 위한 환경개선사업이 요구된다.

7 2015년 5월 18일 개정된 「지역보건법」상 '보건소의 기능 및 업무' 중 주민의 건강증진 및 질병 예방과 관리를 위한 지역보건의료서비스에 해당하는 것은?

① 급성질환의 질병관리에 관한 사항

② 생활습관 개선 및 건강생활 실천에 관한 사항

③ 보건에 관한 실험 또는 검사에 관한 사항

④ 정신건강증진 및 생명존중에 관한 사항

5 SWOT 분석 … 내부 환경과 외부 환경을 분석하여 강점(strength), 약점(weakness), 기회(opportunity), 위협 (threat) 요인을 규정하고 이를 토대로 경영 전략을 수립하는 기법
    ㉠ SO전략(강점-기회 전략) : 강점을 살려 기회를 포착
    ㉡ ST전략(강점-위협 전략) : 강점을 살려 위협을 회피
    ㉢ WO전략(약점-기회 전략) : 약점을 보완하여 기회를 포착
    ㉣ WT전략(약점-위협 전략) : 약점을 보완하여 위협을 회피

6 경제활동연령인구비율에 비해 노령화지수가 매우 높다. 따라서 노인 부양에 대한 사회적 대책과 전략이 요 구된다.

7 보건소의 기능 및 업무〈지역보건법 제11조 제1항〉
    ㉠ 건강 친화적인 지역사회 여건의 조성
    ㉡ 지역보건의료정책의 기획, 조사·연구 및 평가
    ㉢ 보건의료인 및 「보건의료기본법」에 따른 보건의료기관 등에 대한 지도·관리·육성과 국민보건 향상을 위한 지도·관리
    ㉣ 보건의료 관련기관·단체, 학교, 직장 등과의 협력체계 구축
    ㉤ 지역주민의 건강증진 및 질병예방·관리를 위한 다음 각 목의 지역보건의료서비스의 제공
      • 국민건강증진·구강건강·영양관리사업 및 보건교육
      • 감염병의 예방 및 관리
      • 모성과 영유아의 건강유지·증진
      • 여성·노인·장애인 등 보건의료 취약계층의 건강유지·증진
      • 정신건강증진 및 생명존중에 관한 사항
      • 지역주민에 대한 진료, 건강검진 및 만성질환 등의 질병관리에 관한 사항
      • 가정 및 사회복지시설 등을 방문하여 행하는 보건의료 및 건강관리사업
      • 난임의 예방 및 관리

정답 및 해설 5.① 6.① 7.④

8 본인이 결핵에 걸릴 가능성을 실제보다 과소평가하는 대상자에게 높은 결핵 발생률에 대한 정보를 제공하여 결핵검진 및 예방행동을 증진하는 데 활용할 수 있는 이론 또는 모형으로 가장 적합한 것은?

① 건강신념모형
② 합리적행동이론
③ 임파워먼트이론
④ 건강증진모형

9 사업장의 보건관리자는 근로자를 대상으로 변화단계이론(Stage of Change Theory)에 따라 금연프로그램을 실시하고 있다. 금연을 지속적으로 실천한 지 4개월 된 근로자가 금연상담을 위해 보건실에 방문하였다. 이 근로자에게 적합하게 적용할 수 있는 단계는?

① 인식단계(contemplation stage)
② 준비단계(preparation stage)
③ 행동단계(action stage)
④ 유지단계(maintenance stage)

10 다음 중 대사증후군 진단시 사용하는 요소 및 기준으로 옳지 않은 것은?

① 혈압 130/85mmHg 이상
② 중성지방 150mg/dL 이상
③ 공복 시 혈당 100mg/dL 이상
④ 체질량 지수 25kg/m² 이상

11 검사방법의 타당도에 대한 설명으로 가장 옳은 것은?

① 특이도가 낮으면 양성예측도가 감소한다.

② 민감도가 증가하면 특이도가 함께 증가한다.

③ 진단 기준의 경계값을 올리면 민감도가 증가한다.

④ 유병률이 높은 질환은 특이도가 높은 검사방법을 이용한다.

---

8 **건강신념모형** … 자신이 질병이나 장애에 아주 취약하다는 믿음(신념), 질병이나 장애가 매우 심각하다는 믿음, 건강을 증진하려는 행동을 통해 실제로 이득을 얻는다는 믿음, 건강을 증진하려는 행동을 가로막는 장애물을 뛰어넘을 수 있다는 믿음이 클수록 건강을 보호하거나 추구하려는 행동을 더 많이 한다.

※ **건강행동이론**

ⓐ 건강신념모형(the health belief model, HBM)

ⓑ 합리적 행위이론(the theory of reasoned action)

ⓒ 계획된 행동이론(the theory of planned behavior)

ⓓ 예방채택과정모형(the precaution adoption process model)

9 ③ 금연을 지속적으로 실천하고 있는 단계이므로 행동단계를 적용하는 것이 적합하다.

10 여러 진단 기준이 있지만 일반적으로 아래의 기준 중 세 가지 이상이 해당되면 대사 증후군으로 정의한다.

• 중심비만(central obesity) : 남자의 경우 허리둘레가 102cm 초과, 여자의 경우 허리둘레가 88cm 초과(한국인 및 동양인의 경우 대개 남자의 경우 허리둘레 90, 여자 80 이상)

• 고중성지방 혈증(hypertriglyceridemia) : 중성지방이 150mg/dL 이상

• 고밀도지단백 콜레스테롤(HDL-cholesterol)이 낮을 경우 : 남자의 경우 40mg/dL 미만, 여자의 경우 50mg/dL 미만

• 공복혈당 : 100mg/dL 이상

• 고혈압 : 수축기 혈압이 130mmHg 또는 이완기 혈압이 85mmHg 이상인 경우

11 **검사법의 조건**

ⓐ 타당도(정확도)

• 민감도 : 해당 질환자에게 검사법을 실시한 결과 양성으로 나타나는 비율

• 특이도 : 해당 질환에 걸려있지 않은 사람에게 검사법을 적용시켰을 때 결과가 음성으로 나오는 비율

• 예측도 : 그 검사법이 질병이라고 판정한 사람들 중에서 실제로 그 질병을 가진 사람들의 비율

ⓑ 신뢰도(재현성)

• 동일대상을 동일방법으로 측정할 때 얼마나 일관성을 가지는지 보는 비율(정밀성)

• 오차의 정도에 따라 신뢰도가 높다, 낮다로 표현

정답 및 해설 8.① 9.③ 10.④ 11.①

12 PRECEDE-PROCEED모형의 교육적 진단단계에서 수집해야 할 '성향요인'은?

① 건강행위에 대한 피드백
② 건강행위 관련 지식 및 인식
③ 행위를 촉진하는 학습자의 기술
④ 건강행위 변화를 방해하는 환경적 자원

13 Bloom이 제시한 인지적 영역 학습목표의 수준이 올바르게 나열된 것은?

　　　← 낮은 수준　　　　　　높은 수준 →
① 지식 → 적용 → 이해 → 종합 → 분석 → 평가
② 지식 → 이해 → 적용 → 종합 → 분석 → 평가
③ 지식 → 이해 → 적용 → 분석 → 종합 → 평가
④ 지식 → 적용 → 이해 → 분석 → 종합 → 평가

14 보건소의 방문간호사가 동 주민센터에 근무하는 사회복지사로부터 방문간호 대상자를 의뢰받았다. 방문간호사는 다음날 의뢰받은 대상자의 가정을 방문하여 가족 중 가장 취약한 가족원을 확인하고 그를 중심으로 가족 내, 친척, 친구, 이웃, 직장동료, 그 외 지역사회기관과의 지지와 상호작용을 조사하였다. 방문간호사가 사용한 가족사정도구는 무엇인가?

① 외부체계도
② 사회지지도
③ 가계도
④ 가족밀착도

15 다음 중 「노인복지법」에 규정된 노인의료 복지시설로만 묶인 것은?

① 노인공동생활가정, 단기요양시설

② 방문요양시설, 노인요양시설

③ 노인요양시설, 노인요양공동생활가정

④ 노인요양시설, 단기요양시설

---

12 그린(Green)의 PRECEDE-PROCEED Model

ㄱ 1단계 : 사회적 사정단계로 대상 인구집단의 관심 있는 문제나 일반적인 요구 등에 대한 사정

ㄴ 2단계 : 역학적 진단으로 1단계에서 드러난 사회적 문제들을 확인하는 것으로 어떤 건강 문제가 중요한 지 객관적으로 측정된 자료를 이용하여 확인하는 것이 보통이다.

ㄷ 3단계 : 행동적, 환경적 진단으로 주요 보건의료 문제와 관련되는 구체적 건강 행위와 생활양식, 환경적 요인들을 파악

ㄹ 4단계 : 교육적, 생태학적 진단으로 대상자의 건강행위, 생활양식에 영향을 주는 결정요인으로 성향요인(predisposing factor), 강화요인(reinforcing factor), 촉진요인(enabling factor)을 파악

ㅁ 5단계 : 행정적, 정책적 진단으로 프로그램의 개발 및 시행과 관련되는 조직적, 행정적 능력과 자원을 검토하고 평가하는 것(인력, 물자, 시설, 예산 등)

ㅂ 6단계 : 수행단계

ㅅ 7단계 : 과정평가로서 수행 중에 처음으로 문제점을 찾아냈을 때 그 문제가 표면화되기 전에 수정하는 것

ㅇ 8단계 : 영향평가로 대상행위와 성향요인, 강화요인, 촉진요인 그리고 행위에 영향을 미치는 환경요인에 대한 즉각적인 효과에 대한 평가

ㅈ 9단계 : 결과평가로 계획과정의 가장 첫 단계에서 만들어진 건강상태와 삶의 질을 평가하는 것

13 Bloom이 제시한 인지적 영역 학습목표의 수준을 낮은 수준부터 높은 수준으로 나열하면 지식→이해→적용→분석→종합→평가이다.

14 사회지지도 … 가족 중 가장 취약한 구성원을 중심으로 부모형제관계, 친척관계, 친구와 직장동료 등 이웃관계, 그 외의 지역사회와의 관계를 그려봄으로써, 취약가족 구성원의 가족하위체계뿐만 아니라 가족 외부체계와의 상호작용을 파악할 수 있다.

15 노인의료 복지시설〈노인복지법 제34조 제1항〉

ㄱ 노인요양시설 : 치매·중풍 등 노인성질환 등으로 심신에 상당한 장애가 발생하여 도움을 필요로 하는 노인을 입소시켜 급식·요양과 그 밖에 일상생활에 필요한 편의를 제공함을 목적으로 하는 시설

ㄴ 노인요양공동생활가정 : 치매·중풍 등 노인성질환 등으로 심신에 상당한 장애가 발생하여 도움을 필요로 하는 노인에게 가정과 같은 주거여건과 급식·요양, 그 밖에 일상생활에 필요한 편의를 제공함을 목적으로 하는 시설

정답 및 해설   12.②   13.③   14.②   15.③

16 A 근로자는 건강진단 결과, D1로 판정 받았다. A 근로자에게 적합한 건강관리 내용으로 옳은 것은?

① 건강관리상 사후관리가 필요없다.

② 직업성 질병의 소견을 보여 사후관리가 필요하다.

③ 직업성 질병으로 진전될 우려가 있어 추적검사 등 관찰이 필요하다.

④ 일반건강진단에서 질환이 의심되어 2차 건강진단이 필요하다.

17 다음 중 산업재해를 파악하는 지표에 대한 설명으로 옳지 않은 것은?

① 천인율은 근로자 1,000명당 재해로 인한 사망자 수의 비율을 의미한다.

② 도수율은 1,000,000근로시간당 재해발생 건수를 의미한다.

③ 사망만인율은 근로자 10,000명당 재해로 인한 사망자수의 비율을 의미한다.

④ 강도율은 1,000근로시간당 재해로 인한 근로 손실일수를 의미한다.

18 운동 부족과 심혈관질환 발생과의 관계를 알아보기 위해 환자-대조군 연구를 실시하였다. 아래 표와 같은 결과가 나왔을 때 운동 부족과 심혈관질환 발생 간의 교차비는 얼마인가?

	심혈관질환 발생(환자군)	심혈관질환 비발생(대조군)
운동 부족	120	880
운동 실시	48	952

① (880/952)/(120/48)

② (120/48)/(880/952)

③ (120/168)/(880/1,832)

④ (48/1,000)/(120/1,000)

19 다음 설명에 해당하는 역학연구 방법으로 옳은 것은?

> 대상 질병에 걸리지 않은 표본 집단을 선정하여 질병발생의 원인으로 가정한 요인의 노출 여부 자료를 수집한 후, 일정 기간 계속 관찰하여 질병 발생 여부 자료를 수집함

① 실험연구
② 전향적 코호트 연구
③ 환자-대조군 연구
④ 후향적 코호트 연구

---

16 직업성 질병과 일반성 질병으로 구분하고 C1, C2는 요관찰자(지금까지의 작업을 계속하지만 방치하지 않고 건강상태를 관찰할 필요가 있는 사람)를 의미하며 D1, D2는 유소견자를 의미한다.

17 ① 천인율은 연 근로시간 1,000시간당 발생한 근로손실일수를 구하여 재해의 강도를 나타내는 통계를 말한다.

18 교차비란, 질병이 있는 경우 위험인자 유무의 비와 질병이 없는 경우 위험인자 유무의 비의 비를 말한다. 환자–대조군 연구에서 주로 사용하며, 통계분석에서 수학적인 장점이 있다.

19 **코호트 연구**(cohort studies) … 연구대상으로 특정 인구집단을 선정, 그 대상으로부터 특정 질병의 발생에 관여한다고 의심되는 어떤 특성 인자에 폭로된 정보를 수집한 후, 특정 질병의 발생을 시간경과에 따라 전향적으로 추적·관찰함으로써 특정 요인에 폭로되지 않은 집단에 비해 폭로된 집단에서의 질병 발생률을 비교하는 역학적 연구방법이다.
　㉠ **전향적 코호트 연구**(prospective cohort study) : 코호트가 정의된 현재 시점에서 폭로에 대한 자료를 수집한다. 폭로에 대해 가장 최신의 자료를 얻는 것이 가능하며 폭로 여부를 분류하는 과정에서의 비뚤림이 최소화될 수 있다. 그러나 잠복기간이 긴 질병의 경우에는 제한점이 있다.
　㉡ **후향적 코호트 연구**(reconstructed cohort study) : 연구가 계획되기 이전에 이미 폭로여부를 측정한 자료를 이용하여 잠복기간이 긴 질병의 경우에 유용하다.

정답 및 해설　16.② 17.① 18.② 19.②

20 재난이 발생했을 때 중증도 분류체계에 따라 환자를 4개의 중증도로 분류하고 있으며, 이를 색깔로 나타내고 있다. 부상이 크지 않아 치료를 기다릴 수 있는 환자로서 대부분 보행이 가능하며 이송이 필요없고 현장에서 처치 후 귀가할 수 있는 상태를 나타내는 색깔은?

① 빨강(적색)
② 노랑(황색)
③ 초록(녹색)
④ 검정(흑색)

20 중증도 분류체계

  ㉠ **빨강(긴급)** : 신속한 이송과 처치가 필요하다고 판단되는 환자 중 즉각적인 조치가 없으면 생명이 위급하거나 주요 장애를 남기게 되는 경우

  ㉡ **노랑(응급)** : 신속한 이송과 처치가 필요하다고 판단되는 환자 중 Life threatening condition으로 발전할 가능성은 있으나 어느 정도 시간적 여유가 있는 경우

  ㉢ **초록(비응급)** : 처치가 지연되어도 생명에 지장이 없고 장애를 남길 가능성도 적은 경우

  ㉣ **검정(사망)** : 맥박, 호흡 없음(임상적 사망이지만, 심폐소생술의 대상이 되지 않는다고 판단되는 경우)

정답 및 해설 20.③

1 지역사회 사정 시 자료 수집에 대한 설명으로 옳지 않은 것은?

① 참여관찰법은 주민들의 자발적 참여 징도를 파악할 수 있다.
② 공공기관의 연보 및 보고서 등 이차 자료를 활용할 수 있다.
③ 간접법은 자료 수집 기간이 길고 비용이 많이 든다.
④ 기존 자료의 타당성이 문제될 때 직접법을 활용한다.

2 보건교육 방법 중 집단토의(group discussion)에 대한 설명으로 옳지 않은 것은?

① 모든 학습자가 토의의 목적을 이해해야 효과적이다.
② 교육자는 적극적으로 토의에 개입한다.
③ 타인의 의견을 존중하고 양보함으로써 사회성을 높인다.
④ 학습자는 능동적으로 학습에 참여할 수 있다.

3 「감염병의 예방 및 관리에 관한 법률」상 특별자치도지사 또는 시장·군수·구청장이 관할 보건소를 통하여 정기예방접종을 실시하여야 하는 질병만을 모두 고른 것은?

㉠ 디프테리아	㉡ 풍진
㉢ 폐렴구균	㉣ C형 간염

① ㉠, ㉡
② ㉠, ㉡, ㉢
③ ㉡, ㉢, ㉣
④ ㉠, ㉡, ㉢, ㉣

1 ③ 간접법은 공공기관의 보고서, 통계자료, 회의록 등을 이용하는 방법으로 즉시 활용이 가능하고 직접법에 비해 비용이 적게 든다.

2 집단토의는 5~10명 정도의 집단 내 참가자들이 특정 주제에 대해 자유롭게 상호의견을 교환하는 방법이다.
② 교육자는 사회자 역할로 적극적으로 토의에 개입하지 않는다.

3 특별자치도지사 또는 시장·군수·구청장은 다음 각 호의 질병에 대하여 관할 보건소를 통하여 정기예방접종을 실시하여야 한다〈감염병의 예방 및 관리에 관한 법률 제24조(정기예방접종) 제1항〉.
　㉠ 디프테리아
　㉡ 폴리오
　㉢ 백일해
　㉣ 홍역
　㉤ 파상풍
　㉥ 결핵
　㉦ B형간염
　㉧ 유행성이하선염
　㉨ 풍진
　㉩ 수두
　㉪ 일본뇌염
　㉫ b형헤모필루스인플루엔자
　㉬ 폐렴구균
　㉭ 인플루엔자
　ⓐ A형간염
　ⓑ 사람유두종바이러스 감염증
　ⓒ 그 밖에 보건복지부장관이 감염병의 예방을 위하여 필요하다고 인정하여 지정하는 감염병(장티푸스, 신증후군출혈열)

정답 및 해설　1.③　2.②　3.②

4 다음 표에 제시된 대장암 선별 검사의 민감도[%]는?

구분		대장암		합계
		유	무	
대장암 선별 검사	양성	80	30	110
	음성	20	870	890
합계		100	900	1,000

① $\dfrac{80}{100} \times 100$

② $\dfrac{870}{900} \times 100$

③ $\dfrac{80}{110} \times 100$

④ $\dfrac{870}{890} \times 100$

5 보건소에 대한 설명으로 옳은 것은?

① 「보건의료기본법」에 따라 시·군·구별로 1개씩 설치한다.

② 보건복지부로부터 인력과 예산을 지원받는다.

③ 매 5년마다 지역보건의료계획을 수립한다.

④ 관할 구역 내 보건의료기관을 지도 및 관리한다.

6 「감염병의 예방 및 관리에 관한 법률」 제2조 제8호에 따른 세계보건기구 감시 대상 감염병만을 모두 고른 것은?

> ㉠ 두창
> ㉡ 폴리오
> ㉢ 중증급성호흡기증후군(SARS)
> ㉣ 콜레라

① ㉠, ㉢

② ㉠, ㉡, ㉣

③ ㉡, ㉢, ㉣

④ ㉠, ㉡, ㉢, ㉣

---

4 민감도란 감별검사에서 진짜 병이 있는 사람 중에서의 검사양성자의 합합을 가리킨다.

따라서 $\dfrac{검사양성자\ 수}{대장암\ 환자\ 수} \times 100 = \dfrac{80}{100} \times 100 = 80\%$

5 ① 「지역보건법」에 따라 지역주민의 건강을 증진하고 질병을 예방·관리하기 위하여 시·군·구에 대통령령으로 정하는 기준에 따라 해당 지방자치단체의 조례로 보건소(보건의료원을 포함)를 설치한다〈지역보건법 제10조(보건소의 설치) 제1항〉.

② 국가와 시·도는 지역보건의료기관의 설치와 운영에 필요한 비용 및 지역보건의료계획의 시행에 필요한 비용의 일부를 보조할 수 있다〈지역보건법 제24조(비용의 보조) 제1항〉.

③ 특별시장·광역시장·도지사 또는 특별자치시장·특별자치도지사·시장·군수·구청장은 지역주민의 건강 증진을 위하여 지역보건의료계획을 4년마다 수립하여야 한다〈지역보건법 제7조(지역보건의료계획의 수립 등) 제1항〉.

6 「감염병의 예방 및 관리에 관한 법률」 제2조 제8호에 따른 세계보건기구 감시대상 감염병의 종류는 다음 각 목과 같다.

㉠ 두창
㉡ 폴리오
㉢ 신종인플루엔자
㉣ 중증급성호흡기증후군(SARS)
㉤ 콜레라
㉥ 폐렴형 페스트
㉦ 황열
㉧ 바이러스성 출혈열
㉨ 웨스트나일열

정답 및 해설 4.① 5.④ 6.④

7 지역사회간호사업 기획에 대한 설명으로 옳지 않은 것은?

① 우선순위를 고려하여 자원을 배분한다.
② 기획 과정에 이해관계자의 참여를 배제한다.
③ 미래를 예측하여 필요한 활동을 결정한다.
④ 환경요건의 변화에 따라 계획된 활동을 변경한다.

8 「의료급여법」상 수급권자에 해당하지 않는 사람은?

① 「재해구호법」에 따른 이재민으로서 보건복지부장관이 의료급여가 필요하다고 인정한 사람
② 「의사상자 등 예우 및 지원에 관한 법률」에 따라 의료급여를 받는 사람
③ 「입양특례법」에 따라 국내에 입양된 20세 미만의 아동
④ 「국민기초생활 보장법」에 따른 의료급여 수급자

9 사회생태학적 모형을 적용한 건강증진사업에서 건강 영향 요인별 전략의 예로 옳지 않은 것은?

① 개인적 요인 – 개인의 지식·태도·기술을 변화시키기 위한 교육
② 개인간 요인 – 친구, 이웃 등 사회적 네트워크의 활용
③ 조직 요인 – 음주를 감소시키기 위한 직장 회식문화 개선
④ 정책 요인 – 지역사회 내 이벤트, 홍보, 사회 마케팅 활동

7 ② 기획 과정에 이해관계자의 참여를 촉진한다.

8 수급권자〈의료급여법 제3조 제1항〉
- ㉠ 「국민기초생활 보장법」에 따른 의료급여 수급자
- ㉡ 「재해구호법」에 따른 이재민으로서 보건복지부장관이 의료급여가 필요하다고 인정한 사람
- ㉢ 「의사상자 등 예우 및 지원에 관한 법률」에 따라 의료급여를 받는 사람
- ㉣ 「입양특례법」에 따라 국내에 입양된 18세 미만의 아동
- ㉤ 「독립유공자예우에 관한 법률」, 「국가유공자 등 예우 및 지원에 관한 법률」 및 「보훈보상대상자 지원에 관한 법률」의 적용을 받고 있는 사람과 그 가족으로서 국가보훈처장이 의료급여가 필요하다고 추천한 사람 중에서 보건복지부장관이 의료급여가 필요하다고 인정한 사람
- ㉥ 「무형문화재 보전 및 진흥에 관한 법률」에 따라 지정된 국가무형문화재의 보유자(명예보유자를 포함)와 그 가족으로서 문화재청장이 의료급여가 필요하다고 추천한 사람 중에서 보건복지부장관이 의료급여가 필요하다고 인정한 사람
- ㉦ 「북한이탈주민의 보호 및 정착지원에 관한 법률」의 적용을 받고 있는 사람과 그 가족으로서 보건복지부장관이 의료급여가 필요하다고 인정한 사람
- ㉧ 「5·18민주화운동 관련자 보상 등에 관한 법률」 제8조에 따라 보상금등을 받은 사람과 그 가족으로서 보건복지부장관이 의료급여가 필요하다고 인정한 사람
- ㉨ 「노숙인 등의 복지 및 자립지원에 관한 법률」에 따른 노숙인 등으로서 보건복지부장관이 의료급여가 필요하다고 인정한 사람
- ㉩ 그 밖에 생활유지 능력이 없거나 생활이 어려운 사람으로서 대통령령으로 정하는 사람

9 ④ 지역 내 이벤트, 홍보, 사회 마케팅 활동은 지역사회 요인별 전략의 예에 해당한다. 정책 요인별 전략으로는 법률, 정책, 예산배정 등이 있다.

정답 및 해설 7.② 8.③ 9.④

10 제1차 국제건강증진회의(캐나다 오타와)에서 건강증진 5대 활동 전략이 발표되었다. 다음 글에 해당하는 전략은?

> • 보건의료 부문의 역할은 치료와 임상서비스에 대한 책임을 넘어서 건강증진 방향으로 전환해야 한다.
> • 건강증진의 책임은 개인, 지역사회, 보건전문인, 보건의료기관, 정부 등이 공동으로 분담한다.

① 보건의료서비스의 방향 재설정
② 건강 지향적 공공정책의 수립
③ 지지적 환경 조성
④ 지역사회활동의 강화

11 보건사업의 우선순위를 결정하기 위해 사용되는 BPRS(Basic Priority Rating System)에 대한 설명으로 옳은 것은?

① 사용자의 주관적 판단을 배제하는 것이 가능하다.
② 문제의 크기는 건강 문제로 인한 경제적 손실에 따라 결정된다.
③ 문제의 심각성은 건강문제를 가진 인구 비율에 따라 결정된다.
④ 사업의 추정 효과가 우선순위 결정에 영향을 미친다.

12 「산업안전보건법 시행규칙」상 근로자 일반건강진단의 실시 횟수가 옳게 짝지어진 것은?

	사무직 종사 근로자	그 밖의 근로자
①	1년에 1회 이상	1년에 1회 이상
②	1년에 1회 이상	1년에 2회 이상
③	2년에 1회 이상	1년에 1회 이상
④	2년에 1회 이상	1년에 2회 이상

13 다음 글에서 설명하는 작업환경관리의 기본 원리는?

> 유해 화학 물질을 다루기 위해 원격조정용 장치를 설치하였다.

① 격리
② 대치
③ 환기
④ 개인보호구

---

10 제시된 내용은 보건의료서비스의 방향 재설정과 관련된 설명이다.

※ **건강증진 5대 활동 전략**
　㉠ 건강 지향적 공공정책의 수립
　㉡ 건강지향적(지지적) 환경 조성
　㉢ 지역사회활동의 강화
　㉣ 개개인의 기술 개발
　㉤ 보건의료서비스의 방향 재설정

11 BPRS 방식은 (A+2B)×C 공식에 따라 점수를 계산하여 우선순위를 결정한다.
　A : 문제의 크기(건강문제를 가진 인구 비율, 만성질환 유병률, 급성질환 발병률 등)
　B : 문제의 심각도(긴급성, 중증도, 경제적 손실, 타인에게 미치는 영향 등)
　C : 사업의 추정효과(사업의 최대효과와 최소효과 추정 등)
　① 사용자의 주관적 판단에 의거하여 우선순위를 결정하기도 한다.
　② 경제적 손실은 문제의 심각도와 관련된다.
　③ 건강문제를 가진 인구 비율은 문제의 크기와 관련된다.

12 사업주는 상시 사용하는 근로자 중 <u>사무직에 종사하는 근로자</u>(공장 또는 공사현장과 같은 구역에 있지 아니한 사무실에서 서무 · 인사 · 경리 · 판매 · 설계 등의 사무업무에 종사하는 근로자를 말하며, 판매업무 등에 직접 종사하는 근로자는 제외)에 대해서는 <u>2년에 1회 이상</u>, 그 밖의 근로자에 대해서는 <u>1년에 1회 이상</u> 일반건강진단을 실시하여야 한다〈산업안전보건법 시행규칙 제197조(일반 건강진단의 주기 등) 제1항〉.

13 작업환경관리의 기본 원리
　㉠ **대치** : 변경의 의미로써 공정변경, 시설변경, 물질변경 등이 있다.
　㉡ **격리** : 작업장과 유해인자 사이에 물체, 거리, 시간 등을 격리하는 원리이다.
　㉢ **환기** : 오염된 공기를 작업장으로부터 제거하고 신선한 공기로 치환하는 원리이다.
　㉣ **교육 및 훈련** : 관리자, 기술자, 감독자, 작업자를 교육 · 훈련하여 관리하는 원리이다.
　㉤ 작업환경의 정비

정답 및 해설　10.① 11.④ 12.③ 13.①

14 우리나라 가족 기능의 변화 양상에 대한 설명으로 옳지 않은 것은?

① 산업화로 인하여 소비단위로서의 기능이 증가하였다.

② 학교 등 전문 교육기관의 발달로 교육 기능이 축소되고 있다.

③ 사회보장제도의 축소로 인하여 가족구성원 간의 간병 기능이 확대되고 있다.

④ 건강한 사회 유지를 위한 애정적 기능은 여전히 중요하다.

15 다음 A지역의 성비유형 및 성비는?

2016년 A지역에 남아 90명과 여아 100명이 출생하였다.

① 1차 성비, $\dfrac{90}{100} \times 100$

② 1차 성비, $\dfrac{100}{90} \times 100$

③ 2차 성비, $\dfrac{90}{100} \times 100$

④ 2차 성비, $\dfrac{100}{90} \times 100$

16 가족 사정 방법에 대한 설명으로 옳은 것은?

① 가족 참여를 배제하여 객관성을 유지한다.

② 취약한 가구원은 사회지지도의 가장 바깥 원에 표시한다.

③ 가구원의 개인별 문제에 초점을 맞춘다.

④ 가족의 다양성과 변화성에 대한 인식을 가지고 접근한다.

17 다음 표에 제시된 전향성 코호트 연구 결과에서 위험요인의 질병발생에 대한 기여위험도 (attributable risk)는?

구분		질병		합계
		유	무	
위험 요인	유	a	b	$a+b$
	무	c	d	$c+d$
합계		$a+c$	$b+d$	$a+b+c+d$

① $\dfrac{a}{a+b} - \dfrac{c}{c+d}$

② $\dfrac{b}{a+b} - \dfrac{d}{c+d}$

③ $\dfrac{a}{a+c} - \dfrac{b}{b+d}$

④ $\dfrac{c}{a+c} - \dfrac{d}{b+d}$

---

14 ③ 사회보장제도의 확대로 인하여 가족구성원 간의 간병 기능이 축소되고 있다.

15 출생 시 성비는 2차 성비로 $\dfrac{남아}{여아} \times 100 = \dfrac{90}{100} \times 100 = 90\%$ 이다.

　　※ 참고로 1차 성비는 태아 시이다.

16 ① 가족이 사정에서부터 전 간호 과정에 참여한다.
　　② 취약한 가구원은 사회지지도의 가장 안쪽 원에 표시한다.
　　③ 개구원의 개인별 문제보다 가족 전체에 초점을 맞춘다.

17 기여위험도는 위험요소에 노출된 사람의 발병률과 노출되지 않은 사람의 발병률 사이의 산술적인 수의 차이로
　　$\dfrac{a}{a+b} - \dfrac{c}{c+d}$ 로 구한다.

정답 및 해설　14.③　15.③　16.④　17.①

18 「의료법」상 의료기관에 대한 설명으로 옳지 않은 것은?

① 의료기관은 의원급 의료기관, 조산원, 병원급 의료기관으로 구분한다.

② 전문병원 지정은 병원급 의료기관을 대상으로 한다.

③ 상급종합병원은 20개 이상의 진료과목을 갖추어야 한다.

④ 종합병원은 300개 이상의 병상을 갖추어야 한다.

19 제4차 국민건강증진종합계획(HP2020)의 정책 효과를 측정하기 위해 설정한 대표 지표가 아닌 것은?

① 모성사망비

② 영아사망률

③ 건강식생활 실천율

④ 노인 삶의 질

20 블룸(Bloom)의 심리운동 영역에 해당하는 학습목표는?

① 대상자는 운동의 장점을 열거할 수 있다.

② 대상자는 지도자의 지시에 따라 맨손체조를 실시할 수 있다.

③ 대상자는 만성질환 관리와 운동 효과를 연관시킬 수 있다.

④ 대상자는 운동이 자신에게 매우 이롭다고 표현한다.

18 ④ 종합병원은 100개 이상의 병상을 갖추어야 한다〈의료법 제3조의3(종합병원) 제1항 제1호〉.

19 제4차 국민건강증진종합계획(HP2020) 중점과제별 대표지표

중점과제	대표지표
금연	성인남성 현재흡연율, 중고등학교 남학생 현재흡연율
절주	성인 연간음주자의 고위험 음주율
신체활동	유산소 신체활동 실천율
영양	건강식생활 실천율(지방, 나트륨, 과일/채소, 영양표시 4개 지표 중 2개 이상을 만족하는 인구 비율)
암관리	암 사망률(인구 10만 명당)
건강검진	일반(생애) 건강검진 수검률(건강보험적용자)
심뇌혈관질환	고혈압 유병률, 당뇨병 유병률
비만	성인 비만유병률
정신보건	자살 사망률 감소(인구 10만 명당)
구강보건	아동청소년 치아우식 경험률(영구치)
결핵	신고 결핵 신환자율(인구 10만 명당)
손상예방	인구 10만 명당 손상 사망률
모성건강	모성사망비(출생 10만 명당)
영유아	영아사망률(출생아 천 명당)
노인건강	노인 활동제한율 – 일상행활 수행능력(ADL) 장애율

20 블룸의 학습목표 분류
　㉠ 인지적 영역 : 주로 안다는 일과 관계되는 기초적인 정신적 · 지적 과정
　㉡ 정의적 영역 : 흥미나 태도에 관련되는 과정
　㉢ 심리 · 운동 영역 : 신체적 행위를 통한 신체적 능력과 기능을 발달시키는 것과 연관된 영역

정답 및 해설 18.④　19.④　20.②

12월 16일 | 지방직 추가선발 시행

1 (가), (나)에 해당하는 지역사회간호사의 역할은?

> (가) 간호직 공무원 A씨는 지체장애인 B씨의 대사증후군 관리 방안을 수립하기 위해 영양사, 운동치료사와 팀회의를 실시하였다. 회의 결과, B씨는 복부비만, 고혈압, 당뇨가 심각한 수준이지만 장애로 인해 보건소 방문이 어려우므로 가정방문을 실시하기로 하였다.
> (나) 가정방문을 실시한 A씨는 B씨에게 식이조절을 포함한 대사증후군 관리 방법을 설명하였다.

	(가)	(나)
①	협력자	교육자
②	협력자	의뢰자
③	연구자	의뢰자
④	연구자	교육자

2 치매예방사업의 구조·과정·결과 평가를 실시하고자 할 때 구조평가를 위해 요구되는 자료는?

① 치매 조기검진 이수율

② 치매예방교육 참여율

③ 치매예방사업 담당자 수

④ 치매예방 캠페인 만족도

1 지역사회 간호사의 역할

- ㉠ **일차보건의료 제공자** : 지역사회 내 개인이나 가족이 보건의료서비스에 쉽게 접근할 수 있도록 하는 필수적인 건강관리 서비스를 제공
- ㉡ **직접간호 제공자** : 특별한 요구가 있는 집단을 파악하고 이를 해결하는 데 필요한 간호를 제공
- ㉢ **교육자** : 대상자 스스로 자신을 돌볼 수 있는 능력과 스스로 건강정보와 적절한 보건의료자원을 이용할 수 있는 능력을 갖도록 교육
- ㉣ **대변자(옹호자)** : 동등하고 인간적인 보건의료를 받을 권리를 보장하기 위해 보건의료제도나 보건지식이 적은 소비자들의 입장을 지지하고 대변
- ㉤ **관리자** : 가족의 간호를 감독하고 시행되고 있는 업무량을 관리하며, 건강 관리실 또는 학교 보건실을 운영하는 등 지역사회 보건사업 계획을 수립
- ㉥ **협력자** : 전문의료인이나 보건의료인력과 동반자적 관계를 구축하고 업무를 협력적으로 추진
- ㉦ **연구자** : 실무에서 간호문제를 도출하고 연구하며 연구결과를 간호실무에 적용
- ㉧ **변화촉진자** : 건강과 관련된 의사결정을 할 때 바람직하고 효과적인 방향으로 변화를 가져오도록 도와 건강 문제에 대처하는 능력을 증진
- ㉩ **상담자** : 지역사회의 건강문제를 의료기관, 지역사회 타 기관들과 그 외 지역사회 주민에게 영향을 줄 수 있는 사람과 상담
- ㉪ **평가자** : 시행된 간호활동이 지역사회 주민에게 미친 효과를 평가 사업진행, 사업결과, 효율적 방안 모색
- ㉫ **정보수집자 및 보존자** : 자료수집, 간호진단, 연구를 위한 정보를 과학적인 접근 방법을 통하여 수집·보존
- ㉬ **알선자** : 지역사회 자원에 대한 목록 및 업무 내용을 숙지하여 대상자가 지역사회 자원을 적절히 활용할 수 있게 알선

2 구조평가는 보건의료시설, 의료기구·기관의 조직형태에 관한 평가로, 행정절차, 재정적 지원, 인력배치, 관리 스타일, 시설이나 장비의 유용성에 중점을 두고 평가한다.

정답 및 해설 1.① 2.③

3 가족간호 사정도구에 대한 설명으로 옳은 것은?

① 외부체계도 - 가족 내부 구성원의 상호관계와 밀착관계만을 알 수 있다.

② 가족밀착도 - 가족구성원의 결혼, 이혼, 사망, 질병력과 같은 중요한 사건을 점선으로 도식화한다.

③ 가족생활사건 - 가족의 역사 중에서 중요하다고 생각되는 사건들을 시간 순으로 열거한 것이다.

④ 사회지지도 - 가장 취약한 가족구성원을 중심으로 부모 · 형제, 친구와 직장동료, 기관 등 외부와의 상호작용을 그린 것이다.

4 가족간호과정에 대한 설명으로 옳지 않은 것은?

① 문제가 있는 가구원만을 대상으로 사정한다.

② 가족의 문제점뿐만 아니라 강점도 함께 사정한다.

③ 간호사가 전화면담을 통해 가족으로부터 직접 얻은 자료는 일차자료이다.

④ 정상가족이라는 고정관념을 버리고 가족의 다양성과 변화성에 대한 인식을 가진다.

5 보건의료체계의 특성 중 괄호 안에 들어갈 내용으로 옳은 것은?

> 자유방임형과 사회주의형 보건의료체계를 비교하였을 때, (   )은(는) 사회주의형보다 자유방임형 보건의료체계에서 일반적으로 높다.

① 의료서비스 수혜의 형평성

② 의료서비스의 균등 분포

③ 의료서비스의 포괄성

④ 의료서비스 선택의 자유

6 베티 뉴만(Betty Neuman)의 건강관리체계이론에서 일차예방에 해당하는 것은?

① 저항선을 강화함으로써 기본구조를 보호하는 활동
② 기본구조가 파괴되었을 때 발생 가능한 문제를 예방하기 위한 재교육
③ 스트레스원을 제거하거나 유연방어선을 강화하기 위한 보건교육
④ 스트레스원이 정상방어선을 침입하여 증상이 나타났을 때 문제의 조기발견

---

3 가족간호 사정도구
　㉠ **가족구조도(가계도)** : 가족구성원의 결혼, 이혼, 사망, 질병력과 같은 중요한 사건을 도식화한다.
　㉡ **가족밀착도** : 가족 내부 구성원의 상호관계와 밀착관계를 이해할 수 있다.
　㉢ **외부체계도** : 가족과 외부의 다양한 상호작용을 한눈에 파악할 수 있다.
　㉣ **사회지지도** : 가장 취약한 가족구성원을 중심으로 부모·형제, 친구와 직장동료, 기관 등 외부와의 상호작용을 그린 것이다.
　㉤ **가족연대기** : 가족의 역사 중에서 중요하다고 생각되는 사건들을 시간 순으로 열거한 것이다.

4 ① 가족간호과정은 가족 구성원 전체를 대상으로 한다.

5 자유방임형과 사회주의형 보건의료체계의 비교
　㉠ **자유방임형** : 의료공급(민간), 재원조달(민간)
　　• 국민이 의료인이나 의료기관을 선택할 자유가 최대한 부여
　　• 의료기관도 자유경쟁 원칙하에 운영
　　• 의료서비스의 질적 수준이 높음
　　• 의료인에게 충분한 재량권 부여
　　• 의료의 수준이나 자원이 지역적으로나 사회계층간 불균형
　　• 의료자원의 비효율적인 활용 등으로 의료비가 매우 높음
　㉡ **사회주의형** : 의료공급(공공), 재원조달(공공)
　　• 의료자원과 의료서비스의 균등분포, 국민에게 균등한 의료이용의 기회제공
　　• 국민은 의료인이나 의료기관 선택할 자유 없음
　　• 거주 지역별 담당의사가 담당하므로 지속적이고 포괄적인 의료서비스 제공
　　• 국가가 보건의료공급을 기획하므로 의료자원의 낭비를 막음
　　• 의료서비스 질이나 효율 증진에 대한 동기 미약
　　• 관료체제에 따른 경직성

6 베티 뉴만의 건강관리체계이론
　㉠ **일차예방** : 스트레스의 원인 제거·약화, 유연방어선 및 정상방어선 강화
　㉡ **이차예방** : 저항선 강화, 나타나는 반응에 대한 조기발견 및 정확한 처치
　㉢ **삼차예방** : 기본구조 손상 시 기본구조의 재구성을 돕는 활동

정답 및 해설　3.④　4.①　5.④　6.③

7 「지역보건법」상 보건소의 기능 및 업무 중 '지역주민의 건강증진 및 질병예방·관리를 위한 지역보건의료서비스 제공'에 포함되지 않는 것은?

① 감염병의 예방 및 관리

② 모성과 영유아의 건강유지·증진

③ 건강 친화적인 지역사회 여건 조성

④ 가정 및 사회복지시설 등을 방문하여 행하는 보건의료사업

8 브라이언트(Bryant)의 보건사업 우선순위 결정기준 사용 시 고려해야 할 내용만을 모두 고른 것은?

> ㉠ 만성질환 유병률
> ㉡ 지역주민의 높은 관심
> ㉢ 만성질환으로 인한 사망률
> ㉣ 보건사업의 기술적 해결가능성

① ㉠, ㉡

② ㉢, ㉣

③ ㉠, ㉡, ㉢

④ ㉠, ㉡, ㉢, ㉣

9 학교보건법령상 학교 환경위생 기준을 충족하지 못한 것은?

① 소음 : 40 dB(교사 내)

② 인공조명 : 150 lux(교실 책상면 기준)

③ 비교습도 : 50%

④ 이산화탄소 : 550ppm(교실)

10 2016년도 신생아 및 영아 사망 수를 나타낸 표에서 알파인덱스(α-index)를 비교할 때, 건강 수준이 가장 높은 경우는?

구분 사망 수(명)	A	B	C	D
신생아 사망 수	5	5	10	10
영아 사망 수	10	6	15	11

① A

② B

③ C

④ D

---

7 보건소의 기능 및 업무〈지역보건법 제11조 제1항〉
　㉠ 건강 친화적인 지역사회 여건의 조성
　㉡ 지역보건의료정책의 기획, 조사·연구 및 평가
　㉢ 보건의료인 및 「보건의료기본법」 제3조 제4호에 따른 보건의료기관 등에 대한 지도·관리·육성과 국민보건
　　향상을 위한 지도·관리
　㉣ 보건의료 관련기관·단체, 학교, 직장 등과의 협력체계 구축
　㉤ 지역주민의 건강증진 및 질병예방·관리를 위한 다음 각 목의 지역보건의료서비스의 제공
　　•국민건강증진·구강건강·영양관리사업 및 보건교육
　　•감염병의 예방 및 관리
　　•모성과 영유아의 건강유지·증진
　　•여성·노인·장애인 등 보건의료 취약계층의 건강유지·증진
　　•정신건강증진 및 생명존중에 관한 사항
　　•지역주민에 대한 진료, 건강검진 및 만성질환 등의 질병관리에 관한 사항
　　•가정 및 사회복지시설 등을 방문하여 행하는 보건의료 및 건강관리사업
　　•난임의 예방 및 관리

8 브라이언트의 보선사업 우선순위 결정의 4요인은 유병률, 심각성, 주민 관심도, 관리 난이도이다.

9 ② 교실의 조명도는 책상면을 기준으로 300룩스 이상이 되도록 할 것
　① 교사 내의 소음은 55dB(A) 이하로 할 것
　③ 비교습도는 30퍼센트 이상 80퍼센트 이하로 할 것
　④ 이산화탄소 1,000ppm(모든 교실)

10 α-index는 생후 1년 미만의 사망수(영아 사망수)를 생후 28일 미만의 사망수(신생아 사망수)로 나눈 값이다. 유아 사망의 원인이 선천적 원인만이라면 값은 1에 가깝다. 따라서 D의 건강수준이 가장 높다.

11 지역사회간호사의 방문활동 원리에 대한 설명으로 옳은 것은?

① 하루에 여러 곳을 방문하는 경우 면역력이 높은 대상자부터 방문한다.

② 방문횟수는 인력, 시간, 예산, 자원, 대상자의 건강상태 등을 고려하여 결정한다.

③ 개인정보보호를 위해 방문간호사의 신분을 대상자에게 밝히지 않는다.

④ 지역사회 자원 연계는 방문간호사 활동 영역이 아니므로 수행하지 않는다.

12 세계보건기구(WHO)에서 제시한 일차보건의료 접근법에 대한 설명으로 옳지 않은 것은?

① 지역사회의 능동적, 적극적 참여가 이루어지도록 한다.

② 지역사회가 쉽게 받아들일 수 있는 방법으로 사업이 제공되어야 한다.

③ 지역적, 지리적, 경제적, 사회적 요인으로 인하여 이용에 차별이 있어서는 안 된다.

④ 국가에서 제공하는 보건의료서비스이므로 무상으로 제공하는 것을 원칙으로 한다.

13 지역사회 간호사업 평가절차 중 가장 먼저 해야 할 것은?

① 평가자료 수집

② 평가기준 설정

③ 설정된 목표와 현재 상태 비교

④ 목표 도달 정도의 판단과 분석

14 다음 글에서 설명하는 지표는?

> • 한 여성이 현재의 출산력이 계속된다는 가정 하에서 가임 기간 동안 몇 명의 여자 아이
>   를 출산하는가를 나타낸 값이다.
> • 단, 태어난 여자 아이가 가임 연령에 도달할 때까지의 생존율은 고려하지 않는다.

① 합계출산율
② 총재생산율
③ 순재생산율
④ 유배우출산율

---

11 ① 하루에 여러 곳을 방문하는 경우 면역력이 낮은 대상자부터 방문한다.
③ 방문간호사는 자신의 신분을 대상자에게 밝혀야 한다.
④ 방문간호사는 알선자로서 지역사회 자원 연계 역할을 수행한다.

12 세계보건기구의 일차보건의료 접근법(4A)
ⓐ Accessible(접근성) : 대상자가 쉽게 이용 가능해야 한다.
ⓑ Acceptable(수용가능성) : 지역사회가 쉽게 받아들일 수 있는 방법으로 사업이 제공되어야 한다.
ⓒ Available(주민참여) : 지역사회의 능동적, 적극적 참여가 이루어지도록 한다.
ⓓ Affordable(지불부담능력) : 지불능력에 맞는 보건의료수가로 사업이 제공되어야 한다.

13 지역사회 간호사업 평가절차는 평가대상 및 기준설정→평가자료 수집→설정된 목표와 현재 상태 비교→목표
도달 정도의 판단과 분석→재계획으로 이루어진다.

14 제시된 내용은 총재생산율에 대한 설명이다.

정답 및 해설 11.② 12.④ 13.② 14.②

15 노인장기요양보험법령상 장기요양보험제도에 대한 설명으로 옳은 것은?

① 등급 판정기준은 장기요양 1등급(최중증)에서 장기요양 3등급(경증)까지이다.

② 단기보호, 신체활동 지원 용구 제공, 방문간호, 주·야간 보호는 재가급여에 해당된다.

③ 치매를 진단받은 45세의 장기요양보험가입자는 장기요양 인정을 위한 신청 자격이 없다.

④ 재원은 요양서비스 이용자의 본인 부담금만으로 충당되므로 자유기업형 방식이다.

16 병원체의 감염력과 병원력에 대한 산출식으로 옳은 것은?

총감수성자(N = 1,000)				(단위 : 명)
감염자(n = 250)				
무증상 감염자 (n = 150)	현성 감염자(n = 100)			
	경미한 증상자 (n = 70)	중증도 증상자 (n = 20)	심각한 증상자 (n = 6)	사망자 (n = 4)

① 감염력 = $(100/250) \times 100$

② 감염력 = $(100/1000) \times 100$

③ 병원력 = $(100/250) \times 100$

④ 병원력 = $(100/1000) \times 100$

17 「산업안전보건법 시행규칙」상 다음에서 설명하는 것은?

> 특수건강진단대상업무로 인하여 해당 유해인자에 의한 직업성 천식, 직업성 피부염, 그 밖에 건강장해를 의심하게 하는 증상을 보이거나 의학적 소견이 있는 근로자에 대하여 사업주가 실시하는 건강진단

① 임시건강진단

② 수시건강진단

③ 특수건강진단

④ 배치전건강진단

15 ① 등급 판정기준은 장기요양 1~5등급, 장기요양 인지지원등급으로 구분된다.

③ 장기요양보험가입자 또는 그 피부양자로서, 65세 미만의 치매·뇌혈관성질환 등 대통령령으로 정하는 노인성 질병을 가진 자는 장기요양인정을 위한 신청 자격이 있다.

④ 장기요양보험제도는 장기요양보험료와 국가·지방자치단체의 부담금을 재원으로 한다.

16 감염력과 병원력

ⓐ **감염력**(infectivity)
- 병원체가 숙주에 침입하여 숙주에 질병 혹은 면역 등의 반응을 야기하는 것
- 병원체가 숙주에 침입하여 감염을 일으킬 수 있는 최소량의 병원체 수
- 감염력 $= \dfrac{\text{감염자 수}}{\text{감수성자 수}} \times 100$

ⓑ **병원력**(pathogenicity)
- 병원체가 감염된 숙주에서 질병을 일으키는 힘
- 감염된 모든 사람들에 대한 환자 수, 현성증상을 발현하게 하는 정도
- 병원력 $= \dfrac{\text{환자 수}}{\text{감염자 수}} \times 100$

17 제시된 내용은 산업안전보건법 시행규칙 제205조(수시건강진단 대상 근로자 등)에서 규정하고 있는 수시건강진단에 대한 설명이다.

① **임시건강진단** : 다음 각 목의 어느 하나에 해당하는 경우에 특수건강진단 대상 유해인자 또는 그 밖의 유해인자에 의한 중독 여부, 질병에 걸렸는지 여부 또는 질병의 발생 원인 등을 확인하기 위하여 법 제43조 제2항에 따른 지방고용노동관서의 장의 명령에 따라 사업주가 실시하는 건강진단을 말한다.
- 같은 부서에 근무하는 근로자 또는 같은 유해인자에 노출되는 근로자에게 유사한 질병의 자각·타각증상이 발생한 경우
- 직업병 유소견자가 발생하거나 여러 명이 발생할 우려가 있는 경우
- 그 밖에 지방고용노동관서의 장이 필요하다고 판단하는 경우

③ **특수건강진단** : 다음 각 목의 어느 하나에 해당하는 근로자의 건강관리를 위하여 사업주가 실시하는 건강진단을 말한다.
- 특수건강진단 대상 유해인자에 노출되는 업무에 종사하는 근로자
- 근로자건강진단 실시 결과 직업병 유소견자로 판정받은 후 작업 전환을 하거나 작업장소를 변경하고, 직업병 유소견 판정의 원인이 된 유해인자에 대한 건강진단이 필요하다는 의사의 소견이 있는 근로자

④ **배치전건강진단** : 특수건강진단대상업무에 종사할 근로자에 대하여 배치 예정업무에 대한 적합성 평가를 위하여 사업주가 실시하는 건강진단을 말한다.

정답 및 해설 15.② 16.③ 17.②

18 오존(O₃)에 대한 설명으로 옳지 않은 것은?

① 무색의 기체로 식물에 나쁜 영향을 미친다.

② 바람이 적고 태양광선이 강할 때 농도가 높아진다.

③ 자동차 배기가스에 함유된 질소산화물이 원인물질 중 하나이다.

④ 대기환경보전법령상 '오존 주의보'의 발령기준은 오존농도가 0.5ppm 이상일 때이다.

19 가족 관련 이론에 대한 설명으로 옳은 것은?

① 가족체계이론 – 가족은 구성원 개개인들의 특성을 합한 것 이상의 실체를 지닌 집합체이다.

② 상징적 상호작용이론 – 생애주기별 발달과업을 어느 정도 성취했는가를 중심으로 가족건강을 평가한다.

③ 구조 · 기능주의이론 – 가족 내 개인의 역할과 역할기대에 따른 상호작용을 중시하는 미시적 접근법을 사용한다.

④ 가족발달이론 – 사회 전체의 요구에 가족의 사회화 기능이 어느 정도 부합되는지 거시적 관점에서 접근한다.

20 범이론 모형(Transtheoretical Model)에 대한 설명으로 옳은 것은?

① 관심단계(contemplation stage) – 1개월 이내에 건강행위를 변화시키기 위한 계획을 세우는 단계이다.

② 준비단계(preparation stage) – 건강행위 변화에 대한 장점과 단점을 파악하고 행위변화를 망설이는 단계이다.

③ 자아해방(self-liberation) – 자신의 건강행위를 변화시킬 수 있다고 결심하고 주변 사람에게 결심을 말하는 것이다.

④ 환경재평가(environmental reevaluation) – 건강행위 변화를 촉진하기 위해 다른 사람과 자조모임을 형성하는 것이다.

18 ④ 오존 주의보 발령기준은 '기상조건 등을 고려하여 해당지역의 대기자동측정소 오존농도가 0.12ppm 이상인 때'이다. 0.5ppm 이상일 때에는 중대경보를 발령한다.

19 ② 가족발달이론에 대한 설명이다.
③ 상징적 상호작용이론에 대한 설명이다.
④ 구조 · 기능주의이론에 대한 설명이다.

20 ① 준비단계에 대한 설명이다.
② 관심단계에 대한 설명이다.
④ 환경재평가는 개인의 습관 존재 유무가 자신의 사회적 환경에 어떻게 영향 미치는지 정서적 · 인지적으로 사정하고 고려하는 과정이다.

정답 및 해설 18.④ 19.① 20.③

1 질병군별 포괄수가제에 대한 설명으로 옳지 않은 것은?

　① 진료의 표준화를 유도할 수 있다.

　② 과잉진료 및 진료비 억제의 효과가 있다.

　③ 진료비 청구를 위한 행정 사무가 간편하다.

　④ 의료인의 자율성을 보장하여 양질의 서비스 제공이 가능하다.

2 취약가족 간호대상자 중 가족 구조의 변화로 발생한 것이 아닌 것은?

　① 만성질환자 가족

　② 한부모 가족

　③ 별거 가족

　④ 이혼 가족

3 다음 ㉠에 해당하는 지역사회 유형은?

> 「지역보건법 시행령」 제8조(보건소의 설치)
> ① 법 제10조에 따른 보건소는 (㉠) 별로 1개씩 설치한다. 다만, 지역주민의 보건의료를 위하여 특별히 필요하다고 인정되는 경우에는 필요한 지역에 보건소를 추가로 설치·운영할 수 있다.

　① 생태학적 문제의 공동체

　② 특수흥미 공동체

　③ 지정학적 공동체

　④ 자원 공동체

1 질병군별 포괄수가제는 질병군별 중증도에 따라 이미 정해진 정액의 진료비를 의료행위 항목별로 따지지 않고 포괄하여 계산하는 치료비 결정방식이다.

④ 질병군별 포괄수가제는 의료의 질적 서비스 저하 우려, 의료원가 보상 미흡, 복잡한 중증환자에 대한 포괄 수가 적용 무리, 조기 퇴원 문제, 많은 진료건수로 건강보험공단 재정에 부정적인 영향 등의 문제점이 제기 된다.

2 ① 만성질환자 가족은 기능적 취약 가족이다.

※ **취약가족의 종류**

㉠ **구조적 취약** : 한부모 가족, 이혼 가족, 별거 가족, 독거노인 가족 등

㉡ **기능적 취약** : 저소득 가족, 실직자 가족, 만성 및 말기 질환자 가족 등

㉢ **상호작용 취약** : 학대 부모 가족, 비행 청소년 가족, 알코올·약물 중독 가족 등

㉣ **발달단계 취약** : 미숙아 가족 등

3 법 제10조에 따른 보건소는 시·군·구별로 1개씩 설치한다. 다만, 지역주민의 보건의료를 위하여 특별히 필요하 다고 인정되는 경우에는 필요한 지역에 보건소를 추가로 설치·운영할 수 있다〈지역보건법 시행령 제8조(보건소 의 설치) 제1항〉.

③ 시·군·구는 지리적, 법적인 경계로 구분된 지역사회인 지정학적 공동체이다.

※ **지역사회 유형**

㉠ **구조적 지역사회**

• 집합체 : 사람이 모인 이유와 관계없이 '집합' 그 자체

• 대면 공동체 : 가장 기본이 되는 공동체로 지역사회의 기본적인 집단

• 생태학적 공동체 : 지리적 특성, 기후, 자연환경 등 동일한 생태학적 문제를 공휴하는 집단

• 지정학적 공동체 : 지리적, 법적인 경계로 구분된 지역사회

• 조직 : 일정한 환경 아래 특정한 목표를 추구하며 일정한 구조를 가진 사회단위

• 문제해결 공동체 : 문제를 정의할 수 있고, 문제를 공유하며, 해결할 수 있는 범위 내에 있는 구역

㉡ **기능적 지역사회**

• 요구 공동체 : 주민들의 일반적인 공통문제 및 요구에 기초를 두고 있는 공동체

• 자원 공동체 : 어떤 문제를 해결하기 위한 자원의 활용범위로 모인 집단

㉢ **감정적 지역사회**

• 소속 공동체 : 동지애와 같은 정서적 감정으로 결속된 감성적 지역사회

• 특수흥미 공동체 : 특수 분야에 서로 같은 관심과 목적을 가지고 관계를 맺는 공동체

정답 및 해설 1.④ 2.① 3.③

4 보건교육방법의 토의 유형 중 심포지엄(symposium)에 대한 설명으로 옳은 것은?

① 일명 '팝콘회의'라고 하며, 기발한 아이디어를 자유롭게 제시하도록 하는 방법이다.

② 참가자 전원이 상호 대등한 관계 속에서 정해진 주제에 대해 자유롭게 의견을 교환하는 방법이다.

③ 전체를 여러 개의 분단으로 나누어 토의시키고 다시 전체 회의에서 종합하는 방법이다.

④ 동일한 주제에 대해 전문가들이 다양한 의견을 발표한 후 사회자가 청중을 공개토론 형식으로 참여시키는 방법이다.

5 건강행위에 영향을 미치는 요인을 개인의 특성과 경험, 행위와 관련된 인지와 감정으로 설명하였으며, 사회인지이론과 건강신념모델에 기초하여 개발된 이론은?

① 계획된 행위이론

② 건강증진모형

③ 범이론 모형

④ PRECEDE-PROCEED 모형

6 여름휴가차 바닷가에 온 40대 여성이 오징어와 조개류 등을 생식하고 다음 날 복통, 설사와 미열을 호소하며 병원을 방문하여 진료를 받았다. 이 경우 의심되는 식중독의 특징은?

① 7~8월에 주로 발생하며, 원인균은 포도상구균이다.

② 화농성질환을 가진 조리사의 식품 조리과정에서 발생한다.

③ 감염형 식중독으로 가열해서 먹을 경우 예방이 가능하다.

④ 독소형 식중독으로 신경마비성 증상이 나타나 치명률이 높다.

4 ① 브레인스토밍

② 원탁토의

③ 버즈토의

5 Pender의 건강증진모형

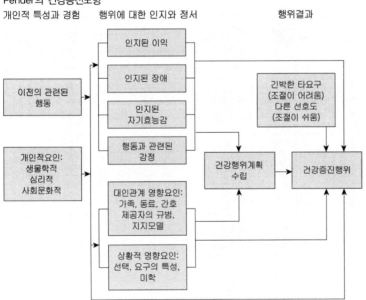

개인적 특성과 경험　　행위에 대한 인지와 정서　　　　　　　　행위결과

인지된 이익

인지된 장애

인지된 자기효능감

행동과 관련된 감정

이전의 관련된 행동

개인적요인: 생물학적 심리적 사회문화적

대인관계 영향요인: 가족, 동료, 간호 제공자의 규범, 지지모델

상황적 영향요인: 선택, 요구의 특성, 미학

긴박한 타요구 (조절이 어려움) 다른 선호도 (조절이 쉬움)

건강행위계획 수립

건강증진행위

6 ③ 오징어와 조개류 등은 표피나 아가미, 내장 등을 충분히 세척·가열하지 않고 섭취할 경우 장염비브리오균 에 감염될 수 있다.

정답 및 해설　4.④　5.②　6.③

7 리벨과 클라크(Leavell & Clark)는 질병의 자연사에 따른 예방적 수준을 제시하였다. 질병의 자연사 중 초기병변단계(불현성감염기)에 해당하는 예방적 조치는?

① 보건교육

② 조기진단

③ 예방접종

④ 재활훈련

8 다음 그림은 A초등학교 100명의 학생 중 B형 간염 항원 양성자 15명의 발생분포이다. 4월의 B형 간염 발생률(%)은? (단, 소수점 둘째 자리에서 반올림 함)

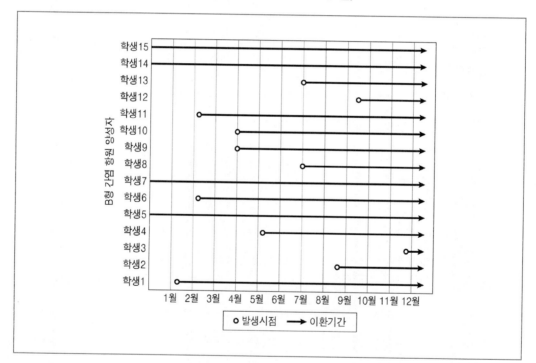

① 2.0

② 9.0

③ 2.2

④ 9.7

9 대량 환자가 발생한 재난현장에서 중증도 분류표(triage tag)의 4가지 색상에 대한 분류로 옳은 것은?

① 황색 – 경추를 제외한 척추 손상
② 녹색 – 대량 출혈로 매우 낮은 혈압
③ 적색 – 30분 이상 심장과 호흡의 정지
④ 흑색 – 경증 열상 혹은 타박상

---

7 질병의 자연사와 예방단계(Leavell & Clark)

질병의 과정	예비적 조치	예방차원
비병원성기(무병기)	건강증진, 환경위생, 영양개선	1차적 예방
초기병원성기(전병기)	특수예방, 예방접종	
불현성감염기(증병기)	조기진단, 조기치료	2차적 예방
발현성질환기(진병기)	악화방지를 위한 치료	
회복기(정병기)	재활훈련, 사회복귀	3차적 예방

8 발생률 = $\dfrac{\text{신환환수}}{\text{중앙인구수} - \text{면역력인구수 또는 기존환자수}} \times 100 = \dfrac{2}{100-7} \times 100 = 2.15$(소수점 둘째 자리에서 반올림) → 2.2

9 재난현장 중증도 분류(triage tag)
　㉠ 흑색 : 사망자
　㉡ 적색 : 긴급환자(긴급이송을 하지 않으면 생명이 위험한 사람)
　㉢ 황색 : 응급환자(조금 늦어도 생명에 지장이 없는 사람)
　㉣ 녹색 : 비응급환자

정답 및 해설　7.② 8.③ 9.①

10 보건사업의 우선순위 결정기준 중 BPRS 계산 후 사업의 실현가능성 여부를 판단하는 기준으로 사용되는 것은?

① Bryant

② PATCH

③ MAPP

④ PEARL

11 지역주민의 건강증진을 위하여 '지역보건의료계획'을 수립하고 시행하도록 한 근거가 되는 법은?

① 「보건소법」

② 「지역보건법」

③ 「국민건강보험법」

④ 「국민건강증진법」

12 지역 주민의 건강문제를 파악하기 위한 2차 자료 수집 방법은?

① 독거노인을 대상으로 실시한 면담

② 지역 주민의 보건사업 요구도 조사

③ 지역 주민의 행사에 참여하여 관찰

④ 통계청에서 제공한 생정통계 활용

13 72세 할머니가 치매를 진단받은 남편의 간호요령에 대해 알고 싶다고 말하였다. 이에 해당하는 브래드쇼(Bradshaw)의 교육 요구는?

① 규범적 요구
② 내면적 요구
③ 외향적 요구
④ 상대적 요구

---

10 BPRS 계산 후 실현 가능성 여부를 판단하는 기준으로 FEARL을 주로 사용한다. PEARL 값은 0 또는 1로, 각 항목의 점수를 모두 곱하여 평가 항목 중 하나라도 불가의 판정을 받으면 사업은 시작될 수 없다.

ⓐ P(propriety, 적절성) : 해당 기관의 업무범위에 해당하는가?
ⓑ E(economic feasibility, 경제적 타당성) : 문제를 해결하는 것이 경제적으로 의미가 있는가?
ⓒ A(acceptability, 수용성) : 지역사회나 대상자들이 사업을 수용할 것인가?
ⓓ R(resources, 자원의 이용 가능성) : 사업에 이용할 재원이나 자원이 있는가?
ⓔ L(legality, 적법성) : 법에 저촉되는 내용은 없는가?

11 지역보건의료계획의 수립 등〈지역보건법 제7조 제1항〉 … 특별시장·광역시장·도지사 또는 특별자치시장·특별자치도지사·시장·군수·구청장은 지역주민의 건강 증진을 위하여 다음 각 호의 사항이 포함된 지역보건의료계획을 4년마다 수립하여야 한다.

ⓐ 보건의료 수요의 측정
ⓑ 지역보건의료서비스에 관한 장기·단기 공급대책
ⓒ 인력·조직·재정 등 보건의료자원의 조달 및 관리
ⓓ 지역보건의료서비스의 제공을 위한 전달체계 구성 방안
ⓔ 지역보건의료에 관련된 통계의 수집 및 정리

12 1차 자료는 연구자가 자신의 연구목적에 따라 원하는 자료를 직접 수집한 자료인 반면 2차 자료는 다른 연구자나 문헌 등의 자료를 활용하여 가공한 자료이다.

13 브래드쇼의 요구 유형

요구 유형	내용
규범적 요구	• 보건의료전문가에 의해 정의되는 요구 • 교육대상자의 주관적 느낌이나 생각과 차이가 있을 수 있다.
내면적 요구	• 대상자 스스로가 느끼는 요구 • 전문가 판단에 따른 규범적 요구와 차이가 있을 수 있다.
외향적 요구	• 자신의 건강문제에 대해 다른 사람에게 호소하거나 행동으로 나타내는 경우
상대적 요구	• 목표인구와 타 집단을 비교하거나, 전체 집단의 평균과 비교하였을 때 평균보다 높거나 낮음으로써 확인된 문제

정답 및 해설 10.④ 11.② 12.④ 13.③

14 「지역보건법」상 보건소의 기능 및 업무에 해당하지 않는 것은?

① 보건의료 관련기관·단체, 학교, 직장 등과의 협력체계 구축

② 국민건강증진·구강건강·영양관리사업 및 보건교육

③ 정신건강증진 및 생명존중에 관한 사항

④ 기후변화에 따른 국민건강영향평가

15 다음과 같은 지역사회간호의 시대적 흐름과 관련한 설명으로 옳은 것은?

> ㈎ 1900년 이전 : 방문간호시대
> ㈏ 1900년 ~ 1960년 : 보건간호시대
> ㈐ 1960년 이후 : 지역사회간호시대

① ㈎ - 한국에서 로선복(Rosenberger)이 태화여자관에 보건사업부를 설치하여 모자보건사업을 실시하였다.

② ㈏ - 라론드(Lalonde) 보고서의 영향을 받아 건강생활실천을 유도하는 건강증진사업이 활성화되었다.

③ ㈏ - 릴리안 왈드(Lillian Wald)가 가난하고 병든 사람들을 간호하기 위하여 뉴욕 헨리가에 구제사업소를 설립하였다.

④ ㈐ - 미국에서 메디케어(Medicare)와 메디케이드(Medicaid)의 도입 이후 가정간호가 활성화되었다.

16 지역사회간호과정을 적용하여 비만여성 운동프로그램을 실시한 경우, 계획단계에서 이루어진 내용으로 옳은 것은?

① 비만여성 운동프로그램 참여율에 대한 목표를 설정하였다.

② 여성의 운동부족과 비만문제를 최우선 순위로 설정하였다.

③ 여성의 비만이 건강에 미치는 영향을 조사하였다.

④ 여성의 비만 유병률을 다른 지역과 비교하였다.

14 보건소의 기능 및 업무〈지역보건법 제11조 제1항〉

ⓐ 건강 친화적인 지역사회 여건의 조성

ⓑ 지역보건의료정책의 기획, 조사 · 연구 및 평가

ⓒ 보건의료인 및 「보건의료기본법」 제3조 제4호에 따른 보건의료기관 등에 대한 지도 · 관리 · 육성과 국민보건 향상을 위한 지도 · 관리

ⓓ 보건의료 관련기관 · 단체, 학교, 직장 등과의 협력체계 구축

ⓔ 지역주민의 건강증진 및 질병예방 · 관리를 위한 다음 각 목의 지역보건의료서비스의 제공

- 국민건강증진 · 구강건강 · 영양관리사업 및 보건교육
- 감염병의 예방 및 관리
- 모성과 영유아의 건강유지 · 증진
- 여성 · 노인 · 장애인 등 보건의료 취약계층의 건강유지 · 증진
- 정신건강증진 및 생명존중에 관한 사항
- 지역주민에 대한 진료, 건강검진 및 만성질환 등의 질병관리에 관한 사항
- 가정 및 사회복지시설 등을 방문하여 행하는 보건의료 및 건강관리사업
- 난임의 예방 및 관리

15 ④ 1965년 → (다)

① 1923년 → (나)

② 1974년 → (다)

③ 1893년 → (가)

16 사정 → 진단 → 계획 → 수행 → 평가 중 계획단계에서 실시하는 내용은 ①이다.

②③④ 사정단계

※ **지역사회 간호과정**

사정	진단	계획	수행	평가
• 자료수집 • 자료요약	• 자료분석 • 간호진단 • 간호사업의 기준과 지침 확인 • 우선순위 결정	• 목적과 목표 설정 • 간호방법과 수단선택 • 수행계획 • 평가계획	• 필요한 지식과 기술 선정 • 의뢰 • 수행의 장애 요인 인식 • 계획된 활동 수행(조적, 감시, 감독)	• 평가실행 • 평가범주 • 평가절차

정답 및 해설 14.④ 15.④ 16.①

17 다음에 해당하는 지역사회 간호사정의 자료 분석 단계는?

> • 부족하거나 더 필요한 자료가 없는지 파악한다.
> • 다른 지역의 자료나 과거의 통계자료 등을 비교한다.

① 분류
② 요약
③ 확인
④ 결론

18 방문간호사가 K씨 가족을 방문하여 가족간호사정을 실시하였다. 다음의 사정도구에 대한 설명으로 옳은 것은?

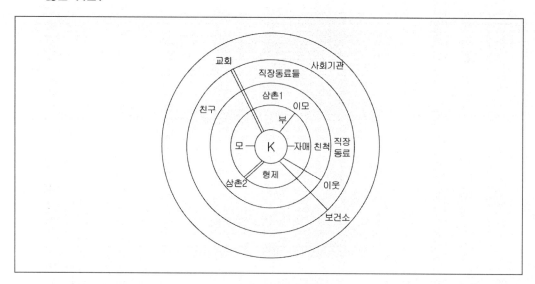

① K씨와 가족 내·외부 간의 지지 정도를 확인할 수 있다.
② K씨의 가족과 외부체계 간의 자원 흐름을 파악할 수 있다.
③ K씨의 가족구성원 간의 상호관계와 친밀도를 도식화한 것이다.
④ K씨의 가족구성원의 구조를 한눈에 볼 수 있도록 도식화한 것이다.

19 우리나라 의료보장제도에 대한 설명으로 옳은 것은?

① 1977년 전국민 의료보험이 실시되었다.

② 국민건강보험 가입은 국민의 자발적 의사에 따라 선택한다.

③ 사회보험 방식의 국민건강보험과 공공부조 방식의 의료급여 제도를 운영하고 있다.

④ 국민건강보험 적용대상자는 직장가입자, 지역가입자와 피부양자, 의료급여 수급권자이다.

---

17 자료 분석 단계

단계	내용
분류	서로 연관성 있는 것끼리 분류
요약	분류된 자료를 근거로 지역사회의 특성을 요약
비교 · 확인	수집된 자료에 대한 재확인, 과거와의 비교, 다른 지역과의 비교
결론	수집된 자료의 의미 파악, 지역사회의 건강요구 및 구체적 문제 결론

18 제시된 사정도구는 사회지지도로, 가장 취약한 가족구성원을 중심으로 부모 · 형제, 친구와 직장동료, 기관 등 외부와의 상호작용을 그린 것이다.

② 외부체계도

③ 가족밀착도

④ 가족구조도

19 ① 전국민 의료보험이 실시된 것은 1989년이다.

② 국민건강보험은 강제가입이 원칙이다.

④ 의료급여 수급권자는 공공부조에 해당한다.

다음의 인구 현황 표에 따라 산출한 지표에 대한 설명으로 옳은 것은?

구분(세)	인구 수(명)
0 ~ 14	200
15 ~ 49	300
50 ~ 64	200
65 ~ 74	200
75 이상	100
계	1,000

① 노령화 지수는 30으로 유년인구 100명에 대해 노년인구가 30명임을 뜻한다.

② 노인인구 구성 비율은 20%로 총인구 100명에 대해 노인인구가 20명임을 뜻한다.

③ 노년부양비는 60으로 생산가능인구 100명이 노년인구 60명을 부양한다는 뜻이다.

④ 유년부양비는 20으로 생산가능인구 100명이 유년인구 20명을 부양한다는 뜻이다.

20 ③ 노년부양비 $= \dfrac{65세\ 이상\ 인구수}{15\sim64세\ 인구수} \times 100 = \dfrac{300}{500} \times 100 = 60$ 으로 생산가능인구 100명이 노년인구 60명을 부양한

다는 뜻이다.

① 노령화 지수 $= \dfrac{65세\ 이상\ 인구수}{0\sim14세\ 인구수} \times 100 = \dfrac{300}{200} \times 100 = 150$ 으로 유년인구 100명에 대해 노년인구가 150명임

을 뜻한다.

② 노인인구 구성 비율 $= \dfrac{65세\ 이상\ 인구수}{전체\ 인구} \times 100 = \dfrac{300}{1,000} \times 100 = 30\%$ 로 총인구 100명에 대해 노인인구가

30명임을 뜻한다. → 초고령 사회

④ 유년부양비는 $= \dfrac{0\sim14세\ 인구수}{15\sim64세\ 인구수} \times 100 = \dfrac{200}{500} \times 100 = 40$ 으로 생산가능인구 100명이 유년인구 40명을 부양

한다는 뜻이다.

정답 및 해설 20.③

1 우리나라 보건의료제도에 대한 설명으로 가장 옳지 않은 것은?

① 민간보건의료조직이 다수를 차지한다.

② 환자가 자유롭게 의료제공자를 선택할 수 있다.

③ 국민의료비가 지속적으로 증가하고 있다.

④ 예방중심의 포괄적인 서비스가 제공되고 있다.

2 「후천성면역결핍증 예방법」상 후천성면역결핍증으로 사망한 사체를 검안한 의사 또는 의료기관은 이 사실을 누구에게 신고하여야 하는가?

① 보건소장

② 시 · 도지사

③ 질병관리본부장

④ 보건복지부장관

3 우리나라 노인장기요양보험에 관한 설명으로 가장 옳은 것은?

① 국민건강보험 재정에 구속되어 있어서 재정의 효율성을 제고할 수 있다.

②「국민건강보험법」에 의하여 설립된 기존의 국민건강보험공단을 관리운영기관으로 하고 있다.

③ 재원은 수급대상자의 본인부담금 없이 장기요양 보험료와 국가 및 지방자치단체 부담으로 운영된다.

④ 수급 대상자는 65세 이상의 노인 또는 65세 미만의 자로서 치매, 뇌혈관성질환, 파킨슨병 등 노인성 질병을 가진 자 중 6개월 이상 병원에 입원하고 있는 노인이다.

4 지난 1년간 한 마을에 고혈압 환자가 신규로 40명이 발생하였다. 마을 주민 중 이전에 고혈압을 진단받은 환자는 200명이다. 마을 전체 주민이 1,000명이라면 지난 1년간 고혈압 발생률은?

① 4%

② 5%

③ 20%

④ 24%

---

1 ④ 우리나라 보건의료제도는 예방보다 치료중심의 서비스가 제공되고 있다.

2 감염인을 진단하거나 감염인의 사체를 검안한 의사 또는 의료기관은 보건복지부령으로 정하는 바에 따라 24시간 이내에 진단·검안 사실을 <u>관할 보건소장에게 신고</u>하고, 감염인과 그 배우자(사실혼 관계에 있는 사람을 포함한다) 및 성 접촉자에게 후천성면역결핍증의 전파 방지에 필요한 사항을 알리고 이를 준수하도록 지도하여야 한다. 이 경우 가능하면 감염인의 의사(意思)를 참고하여야 한다〈후천성면역결핍증 예방법 제5조(의사 또는 의료기관 등의 신고) 제1항〉.

3 ① 국민건강보험 재정에 구속되지 않아 장기요양급여 운영에 있어 재정의 효율성을 제고할 수 있다.

③ 노인장기요양보험법 제40조에서 본인부담금(2019. 12. 12. 시행)을 규정하고 있다.

④ 장기요양인정을 신청할 수 있는 자는 노인등(65세 이상의 노인 또는 65세 미만의 자로서 치매·뇌혈관성질환 등 대통령령으로 정하는 노인성 질병을 가진 자)으로서, 장기요양보험가입자 또는 그 피부양자이거나 「의료급여법」에 따른 수급권자의 자격을 갖추어야 한다. 등급판정위원회는 신청인이 해당 신청자격요건을 충족하고 <u>6개월 이상 동안 혼자서 일상생활을 수행하기 어렵다</u>고 인정하는 경우 심신상태 및 장기요양이 필요한 정도 등 대통령령으로 정하는 등급판정기준에 따라 수급자로 판정한다.

4 $발생률 = \dfrac{새로 \ 발생한 \ 인구수}{건강한 \ 인구수} \times 100 = \dfrac{40}{1,000-200} \times 100 = 5\%$

정답 및 해설 1.④ 2.① 3.② 4.②

5 B구의 보건문제에 대해 BPRS 우선순위 결정방법에 따라 우선순위를 선정하려고 한다. 1순위로 고려될 수 있는 보건문제는?

보건문제	평가항목		
	문제의 크기	문제의 심각도	사업의 추정효과
높은 비만율	4	3	2
높은 흡연율	3	7	2
높은 암 사망률	2	8	1
높은 고혈압 유병률	3	6	5

① 높은 비만율
② 높은 흡연율
③ 높은 암 사망률
④ 높은 고혈압 유병률

6 Duvall의 가족발달이론에서 첫 아이의 연령이 6~13세인 가족의 발달과업으로 가장 옳은 것은?

① 부부관계를 재확립한다.
② 세대 간의 충돌에 대처한다.
③ 가족 내 규칙과 규범을 확립한다.
④ 서로의 친척에 대한 이해와 관계를 수립한다.

5 BPRS(Basic Priority Rating System)는 보건사업의 우선순위 결정에서 가장 널리 활용되고 있는 방법으로, 건강문제의 크기, 문제의 심각도, 사업의 추정효과가 우선순위 결정의 기준이 된다.

$$BPR = (문제의 \ 크기 + 2 \times 문제의 \ 심각도) \times 사업의 \ 추정효과$$

- 높은 비만율 = $(4 + 2 \times 3) \times 2 = 20 \rightarrow$ 3순위
- 높은 흡연율 = $(3 + 2 \times 7) \times 2 = 34 \rightarrow$ 2순위
- 높은 암 사망률 = $(2 + 2 \times 8) \times 1 = 18 \rightarrow$ 4순위
- 높은 고혈압 유병률 = $(3 + 2 \times 6) \times 5 = 75 \rightarrow$ 1순위

6 Duvall의 가족발달이론

단계		발달과업
제1단계	결혼한 부부 (부부 확립기, 무자녀)	• 가정의 토대 확립하기 • 공유된 재정적 체재 확립하기 • 누가, 언제, 무엇을 할 것인가에 대해 상호적으로 수용 • 가능한 유형 확립하기 • 미래의 부모역할에 대해 준비하기 • 의사소통 유형 및 인간관계의 확대에 대해 준비
제2단계	아이를 기르는 가정 (첫아이 출산~30개월)	• 가사의 책임분담 재조정 및 의사소통의 효율화 • 영아를 포함하는 생활유형에 적응하기 • 경제적 비용 충족시키기
제3단계	학령 전 아동이 있는 가정 (첫아이 2.5세~6세)	• 확대되는 가족이 요구하는 공간과 설비를 갖추는 데 필요한 비용 충당하기 • 가족구성원들 사이의 의사소통유형에 적응하기 • 변화하는 가족의 욕구충족에 대한 책임에 적응하기
제4단계	학동기 아동이 있는 가정 (첫아이 6세~13세)	• 아동의 활동을 충족시키고 부모의 사생활 보장하기 • 재정적 지급능력 유지하기 • 결혼생활을 유지하기 위해 노력하기 • 아동의 변화하는 발달적 요구에 효과적으로 대응하기
제5단계	10대 아이가 있는 가정 (첫아이 13세~20세)	• 가족구성원들의 다양한 요구에 대비하기 • 가족의 금전문제에 대처하기 • 모든 가족구성원들이 책임 공유하기 • 성인들의 부부관계에 초점 맞추기 • 청소년과 성인 사이의 의사소통 중재하기
제6단계	자녀를 결혼시키는 가정 (첫아이가 독립부터 마지막아이 독립까지)	• 가정의 물리적 설비와 자원 재배치하기 • 자녀가 가정을 떠날 때 책임 재활당하기 • 부부관계의 재정립 • 자녀의 결혼을 통하여 새로운 가족구성원을 받아들임으로써 가족범위 확대시키기
제7단계	중년 부모기 (부부만이 남은 가족~은퇴기까지)	• 텅 빈 보금자리에 적응하기 • 부부 사이의 관계를 계속해서 재조정하기 • 조부모로서의 생활에 적응하기 • 은퇴 및 신체적 노화에 적응하기
제8단계	가족의 노화기 (은퇴 후~사망)	• 배우자의 죽음에 적응하기 • 타인, 특히 자녀에 대한 의존에 대처하기 • 경제적 문제에서의 변화에 적응하기 • 임박한 죽음에 적응하기

정답 및 해설 5.④ 6.③

7 보건소의 방문건강관리사업 사례관리를 받기로 동의한 대상자의 건강위험요인을 파악하였다. 다음 중 정기 관리군으로 고려될 대상자는?

① 허약노인 판정점수가 6점인 75세 여성

② 당화혈색소 6.5%이면서 흡연 중인 77세 남성

③ 수축기압 145mmHg이면서 비만인 67세 여성

④ 뇌졸중 등록자로 신체활동을 미실천하는 72세 남성

7 방문건강관리사업 대상자군 분류 및 군별 세부 기준

    ㉠ **집중관리군** : 건강위험요인 및 건강문제가 있고 증상조절이 안 되는 경우(2~4개월 동안 6~10회 방문)

- 수축기압 140mmHg 이상 또는 이완기압 90mmHg 이상
- 수축기압 140mmHg 이상 또는 이완기압 90mmHg 이상이고, 흡연·위험 음주·비만·신체활동 미실천 중 2개 이상의 건강행태 개선이 필요
- 당화혈색소 7.0% 이상 또는 공복혈당 126mg/㎗ 이상 또는 식후혈당 200mg/㎗ 이상
- 당화혈색소 7.0% 이상 또는 공복혈당 126mg/㎗ 이상 또는 식후혈당 200mg/㎗ 이상이고, 흡연·고위험 음주·비만·신체활동 미실천 중 2개 이상의 건강행태 개선이 필요
- 관절염, 뇌졸중, 암 등록자로 흡연·고위험 음주·비만·신체활동 미실천 중 2개 이상의 건강 행태 개선이 필요
- 임부 또는 분만 8주 이내 산부, 출생 4주 이내 신생아, 영유아, 다문화가족으로 집중관리가 필요
- 허약노인 판정점수가 4~12점
- 북한이탈주민으로 감염성 질환이 1개 이상 이거나, 흡연·고위험 음주·비만·신체활동 미실천 중 2개 이상의 건강행태 개선이 필요

    ※ 장애인(기능평가 MBI 49점 이하)으로 고혈압, 당뇨, 관절염, 뇌졸중, 암 질환이 있는 경우
    ※ 암 대상자로 암 치료 종료 후 5년이 경과되지 아니한 경우

    ㉡ **정기관리군** : 건강위험요인 및 건강문제가 있고 증상이 있으나 조절이 되는 경우(2~3개월에 1회 이상 방문)

- 수축기압이 120~139mmHg 또는 이완기압이 80~89mmHg
- 수축기압이 120~139mmHg 또는 이완기압이 80~89mmHg이고, 흡연·고위험 음주·비만·신체활동 미실천 중 1개 이상의 건강행태 개선이 필요
- 공복혈당이 100~125mg/㎗ 또는 식후혈당이 140~199mg/㎗
- 공복혈당이 100~125mg/㎗ 또는 식후혈당이 140~199mg/㎗이고 흡연·고위험 음주·비만·신체활동·미실천 중 1개 이상의 건강행태 개선이 필요
- 관절염, 뇌졸중, 암 등록자로 흡연·고위험 음주·비만·신체활동 미실천 중 1개의 건강행태 개선이 필요
- 북한이탈주민으로 흡연·고위험 음주·비만·신체활동 미실천 중 1개 이상의 건강행태 개선이 필요

    ※ 장애인(기능평가 MBI 50점 이상)으로 고혈압, 당뇨, 관절염, 뇌졸중, 암 등 질환이 있는 경우
    ※ 암 대상자로 암 치료 종료 후 5년이 경과되지 아니한 경우

    ㉢ **자기역량지원군** : 건강위험요인 및 건강문제가 있으나 증상이 없는 경우(4~6개월에 1회 이상 방문)

- 수축기압이 120mmHg 미만이고, 이완기압이 80mmHg 미만
- 수축기압이 120mmHg 미만이고, 이완기압이 80mmHg 미만이고 흡연·고위험 음주·비만·신체활동 미실천 중 1개 이상의 건강행태 개선이 필요
- 당화혈색소가 7.0% 미만 또는 공복혈당 100mg/㎗ 미만 또는 식후혈당 140mg/㎗ 미만
- 당화혈색소가 7.0% 미만 또는 공복혈당 100 mg/㎗ 미만 또는 식후혈당 140mg/㎗ 미만이고, 흡연·고위험 음주·비만·신체활동 미실천 중 1개 이상의 건강행태 개선이 필요
- 질환은 없고, 흡연·고위험 음주·비만·신체활동 미실천 중 1개 이상의 건강행태 개선이 필요
- 기타 집중관리군과 정기관리군에 해당되지 않는 경우

정답 및 해설 7.④

8 상수의 정수 과정으로 가장 옳은 것은?

① 폭기 – 침전 – 여과 – 소독

② 여과 – 침사 – 소독 – 침전

③ 여과 – 침전 – 침사 – 소독

④ 침전 – 폭기 – 여과 – 소독

9 국가암검진 사업에 포함되는 암 종류별 대상자와 검진 주기에 대한 설명으로 가장 옳은 것은?

① 위암 : 만 50세 이상 남녀, 2년

② 대장암 : 만 50세 이상 남녀, 1년

③ 유방암 : 만 40세 이상 여성, 1년

④ 간암 : 만 50세 이상의 남녀 중 간암발생 고위험군, 6개월

8 상수의 정수 과정은 침전→폭기→여과→소독의 4과정을 거친다.

  ㉠ **침전**
- 보통침전 : 유속을 늦추고 12시간 체류시켜, 색도, 탁도, 세균수 감소
- 약품침전 : 응집제를 넣어 침전

  ㉡ **폭기** : CO_2, CH_4, H_3S, $NH4$ 등과 O_2를 교환

  ㉢ **여과**
- 완속여과 : 영국식, 보통침전을 사용
- 급속여과 : 미국식, 약품침전을 이용

  ㉣ **소독** : 염소소독, 오존소독

9 국가암검진 프로그램

암종	검진대상	검진주기	검진방법
위암	만 40세 이상 남녀	2년	기본검사 : 위내시경검사 (단, 위내시경검사를 실시하기 어려운 경우 위장조영검사를 선택적으로 시행)
간암	만 40세 이상 성인 고위험군 (간경변증이나 B형 간염 바이러스 항원 또는 C형 간염바이러스 항체 양성으로 확인된 자)	6개월	간초음파검사 + 혈청알파태아단백검사
대장암	만 50세 이상 남녀	1년	분변잠혈반응검사(FOBT) : 이상소견 시 대장내시경검사 (단, 대장내시경을 실시하기 어려운 경우 대장이중조영검사 선택적 시행)
유방암	만 40세 이상 여성	2년	유방촬영술
자궁경부암	만 20세 이상 여성	2년	자궁경부세포검사(Pap smear)

10 보건소 방문간호사가 최근 당뇨를 진단받은 세대주의 가정을 방문하여 〈보기〉와 같은 자료를 수집하였다. 이를 활용하여 가족밀착도를 작성하고자 할 때, 가장 옳은 것은?

〈보기〉

가족구성원 : 세대주(남편) : 55세, 회사원, 당뇨

　　　　　　배우자(아내) : 50세, 가정주부

　　　　　　아들 : 26세, 학생, 알레르기성 비염

　　　　　　딸 : 24세, 학생

취약점을 가지고 있는 구성원 : 세대주

가족밀착도 : 남편 – 아내 : 서로 친밀한 관계

　　　　　　아버지 – 아들 : 친밀감이 약한 관계

　　　　　　아버지 – 딸 : 매우 밀착된 관계

　　　　　　어머니 – 아들 : 갈등이 심한 관계

　　　　　　어머니 – 딸 : 서로 친밀한 관계

　　　　　　아들 – 딸 : 갈등이 있는 관계

① 세대주는 ○으로 표시하였다.

② 세대주를 중심에 배치하였다.

③ 기호 안에 가족 내 위치와 나이를 기록하였다.

④ 아버지와 아들과의 관계는 점선으로 표시하였다.

11 가족이 경험할 수 있는 문제와 각 단계에서 있을 수 있는 문제상황에 대한 효율적인 결정을 하기 위하여 정보를 알고 평가하는 데 도움을 주며, 이에 대처할 수 있는 능력을 키워주는 것으로, 가족들이 문제에 부딪혔을 때 쉽게 적응 할 수 있도록 하는 간호수행 방법은?

① 조정

② 계약

③ 의뢰

④ 예측적 안내

10 주어진 〈보기〉를 바탕으로 가족밀착도를 작성하면 다음과 같다.

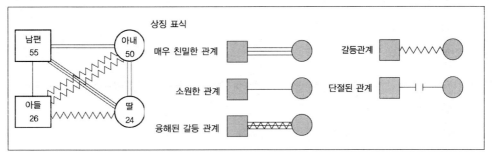

① 세대주는 남편으로 □로 표시한다.
② 가족밀착도는 누구 하나를 중심으로 하기보다는 가족 구성원을 동등하게 분산하여 배치한다.
④ 아버니와 아들의 관계는 친밀감이 약한 관계로 실선 한 줄로 표시한다.

11 문제는 예측적 안내에 대한 설명이다. 예측적 안내의 핵심은 가족들이 경험할 수 있는 문제들을 예측하여 대처할 수 있는 능력을 키우는 것에 있다.

※ **간호수행** … 수립된 간호계획을 실시하는 것으로 가족 지지, 교육 및 상담, 간호활동 수행 등이 있다.
　㉠ **예측적 안내** : 가족들이 경험할 수 있는 문제들을 예측하여 대처할 수 있는 능력을 키움
　㉡ **가족 건강상담** : 자신의 문제인식, 해결방안을 찾음
　㉢ **가족 건강교육(보건교육)** : 시범, 사례연구, 가족 집담회, 역할극
　㉣ **직접 간호 제공** : 전문지식에 근거한 간호 행위 제공
　㉤ **의뢰** : 복합적 문제 발생 시, 여러 전문인력의 도움 필요 시
　㉥ **가족의 자원 강화** : 경제적, 물리적, 인적 자원의 재배치 및 지지 강화
　㉦ 스트레스 관리

12 「재난 및 안전관리 기본법」상 〈보기〉에서 제시된 업무는 재난관리 중 어느 단계에 해당하는가?

〈보기〉

- 재난관리자원의 비축 및 관리
- 재난안전통신망의 구축 및 운영
- 재난현장 긴급통신수단의 마련
- 재난분야 위기관리 매뉴얼 작성 및 운용
- 안전기준의 등록 및 심의

---

① 재난예방단계

② 재난대비단계

③ 재난대응단계

④ 재난복구단계

13 제시된 시나리오를 활용하여 학습에 대한 동기유발, 학습자의 자발적 참여와 자율성, 능동적 태도 및 문제 해결능력이 강화되어 새로운 상황에 대한 효과적인 대처가 가능하도록 교육하는 데 근거가 되는 교육방법과 교육이론을 옳게 짝지은 것은?

① 역할극–행동주의 학습이론

② 분단토의–인지주의 학습이론

③ 강의–인본주의 학습이론

④ 문제중심학습법–구성주의 학습이론

14 「지역보건법」의 내용으로 가장 옳지 않은 것은?

① 보건소는 매년 지역 주민을 대상으로 지역사회 건강 실태조사를 실시한다.

② 보건소장은 관할 보건지소, 건강생활지원센터, 보건 진료소의 직원 및 업무에 대하여 지도·감독한다.

③ 지역보건의료기관의 전문인력의 자질향상을 위한 기본교육훈련 기간은 1주이다.

④ 보건복지부장관은 지역보건의료기관의 기능을 수행하는 데 필요한 각종 자료 및 정보의 효율적 처리와 기록·관리 업무의 전자화를 위하여 지역보건의료정보 시스템을 구축·운영할 수 있다.

---

12 「재난 및 안전관리 기본법」 제5장 재난의 대비에는 다음의 내용이 규정되어 있다.
　　㉠ 재난관리자원의 비축·관리(제34조)
　　㉡ 재난현장 긴급통신수단의 마련(제34조의2)
　　㉢ 국가재난관리기준의 제정·운용 등(제34조의3)
　　㉣ 기능별 재난대응 활동계획의 작성·활용(제34조의4)
　　㉤ 재난분야 위기관리 매뉴얼 작성·운용(제34조의5)
　　㉥ 다중이용시설 등의 위기상황 매뉴얼 작성·관리 및 훈련(제34조의6)
　　㉦ 안전기준의 등록 및 심의 등(제34조의7)
　　㉧ 재난안전통신망의 구축·운영(제34조의8)
　　㉨ 재난대비훈련 기본계획 수립(제34조의9)
　　㉩ 재난대비훈련 실시(제35조)

13 문제중심학습(PBL, Problem-Based Learning)은 문제를 활용하여 학습자 중심으로 학습을 진행하는 교육방법으로 구성주의적 교육관과 자기주도적 학습이라는 원칙 하에서 새롭게 등장한 교육방법이다.

14 ③ 해당 직급의 공무원으로서 필요한 능력과 자질을 배양할 수 있도록 신규로 임용되는 전문인력을 대상으로 하는 기본교육훈련의 기간은 3주 이상이다. 반면, 보건소에서 현재 담당하고 있거나 담당할 직무 분야에 필요한 전문적인 지식과 기술을 습득할 수 있도록 재직 중인 전문인력을 대상으로 하는 직무 분야별 전문교육훈련의 기간은 1주 이상이다〈지역보건법 시행령 제19조(교육훈련의 대상 및 기간) 참조〉.

정답 및 해설　12.②　13.④　14.③

15 〈보기〉는 어떠한 역학적 연구방법에 대한 설명이다. 이 연구방법에 해당하는 것은?

〈보기〉

심뇌혈관질환의 유병을 예방하고자 비만한 대상자를 두 개의 집단으로 할당한 후 한쪽 집단에만 체중관리를 시키고 나머지는 그대로 둔 이후에 두 집단 간의 심뇌혈관 질환의 유병을 비교하였다.

① 코호트 연구
② 단면적 연구
③ 환자 – 대조군 연구
④ 실험 연구

16 제4차 국민건강증진종합계획(HP2020)의 중점과제와 대표지표가 옳게 연결되지 않은 것은?

① 정신보건 – 자살 사망률(인구 10만명당)
② 노인건강 – 노인 치매 유병률
③ 신체활동 – 유산소 신체활동 실천율
④ 구강보건 – 영구치(12세) 치아우식 경험률

17 Betty Neuman의 건강관리체계이론의 구성요소 중 '유연방어선에 대한 설명으로 가장 옳은 것은?

① 대상체계가 스트레스원에 의해 기본구조가 침투되는 것을 보호하는 내적요인들이다.
② 개인의 일상적인 대처유형, 삶의 유형, 발달단계와 같은 행위적 요인과 변수들의 복합물이다.
③ 저항선 바깥에 존재하며, 대상자의 안녕상태 혹은 스트레스원에 대해 정상범위로 반응하는 상태를 말한다.
④ 외적변화에 방어할 잠재력을 가지고 환경과 상호작용 하며, 외부자극으로부터 대상체계를 일차로 보호하는 쿠션과 같은 기능을 한다.

15 실험이란 통제된 상황에서 한 가지 또는 그 이상의 변인을 조작하여 이에 따라 변화되는 현상을 객관적으로 관찰하는 것을 말한다. 실험 연구는 어떤 현상의 확인 내지는 존재를 증명하고, 두 이론적 변인 간의 인과관계를 확립하는 것을 주목적으로 한다. 〈보기〉에서는 심뇌혈관질환과 비만의 인과관계를 확인하기 위하여 실험군과 대조군을 비교하고 있다.

※ **실험 연구의 특징**
ㄱ 변인들 간의 인과관계를 규명할 수 있는 가장 강력한 연구방법
ㄴ 양적연구 중 가장 숙련된 기술과 전문적 경험을 요구하는 연구
ㄷ 실험조건의 계획적인 조작과 통제의 정도가 실험의 성패를 좌우

16 제4차 국민건강증진종합계획(HP2020) 중점과제별 대표지표

중점과제	대표지표
금연	성인남성 현재흡연율, 중고등학교 남학생 현재흡연율
절주	성인 연간음주자의 고위험 음주율
신체활동	유산소 신체활동 실천율
영양	건강식생활 실천율(지방, 나트륨, 과일/채소, 영양표시 4개 지표 중 2개 이상을 만족하는 인구 비율)
암관리	암 사망률(인구 10만 명당)
건강검진	일반(생애) 건강검진 수검률(건강보험적용자)
심뇌혈관질환	고혈압 유병률, 당뇨병 유병률
비만	성인 비만유병률
정신보건	자살 사망률 감소(인구 10만 명당)
구강보건	아동청소년 치아우식 경험률(영구치)
결핵	신고 결핵 신환자율(인구 10만 명당)
손상예방	인구 10만 명당 손상 사망률
모성건강	모성사망비(출생 10만 명당)
영유아	영아사망률(출생아 천 명당)
노인건강	노인 활동제한율 – 일상행활 수행능력(ADL) 장애율

17 Betty Neuman의 건강관리체계이론
ㄱ **일차예방** : 스트레스의 원인 제거 · 약화, 유연방어선 및 정상방어선 강화
ㄴ **이차예방** : 저항선 강화, 나타나는 반응에 대한 조기발견 및 정확한 처치
ㄷ **삼차예방** : 기본구조 손상 시 기본구조의 재구성을 돕는 활동

정답 및 해설 15.④ 16.② 17.④

18 「지역보건법」상 보건소의 기능 및 업무를 〈보기〉에서 모두 고른 것은?

〈보기〉

㉠ 건강 친화적인 지역사회 여건의 조성
㉡ 지역보건의료정책의 기획, 조사 · 연구 및 평가
㉢ 국민보건 향상을 위한 지도 · 관리
㉣ 보건의료 관련기관 · 단체, 학교, 직장 등과의 협력 체계 구축

① ㉠㉡
② ㉢㉣
③ ㉠㉡㉢
④ ㉠㉡㉢㉣

19 다음과 같은 연령별 내국인 인구를 가진 지역사회의 인구구조에 대한 설명으로 가장 옳은 것은?

연령(세)	인원(명)
0~14	200
15~24	200
25~34	150
35~44	200
45~54	250
55~64	200
65~74	150
75세 이상	150
계	1,500

① 고령사회이다.
② 노년부양비는 50.0%이다.
③ 노령화지수는 150.0%이다.
④ 유년부양비는 50.0%이다.

18 보건소의 기능 및 업무〈지역보건법 제11조 제1항〉

㉠ 건강 친화적인 지역사회 여건의 조성

㉡ 지역보건의료정책의 기획, 조사 · 연구 및 평가

㉢ 보건의료인 및 「보건의료기본법」 제3조 제4호에 따른 보건의료기관 등에 대한 지도 · 관리 · 육성과 국민보건 향상을 위한 지도 · 관리

㉣ 보건의료 관련기관 · 단체, 학교, 직장 등과의 협력체계 구축

㉤ 지역주민의 건강증진 및 질병예방 · 관리를 위한 다음 각 목의 지역보건의료서비스의 제공

- 국민건강증진 · 구강건강 · 영양관리사업 및 보건교육
- 감염병의 예방 및 관리
- 모성과 영유아의 건강유지 · 증진
- 여성 · 노인 · 장애인 등 보건의료 취약계층의 건강유지 · 증진
- 정신건강증진 및 생명존중에 관한 사항
- 지역주민에 대한 진료, 건강검진 및 만성질환 등의 질병관리에 관한 사항
- 가정 및 사회복지시설 등을 방문하여 행하는 보건의료 및 건강관리사업
- 난임의 예방 및 관리

19 ③ 노령화지수 $= \dfrac{\text{고령}(65\text{세 이상}) \text{ 인구}}{\text{유소년}(14\text{세 이하}) \text{ 인구}} \times 100 = \dfrac{300}{200} \times 100 = 150\%$

① 유엔은 고령인구 비율이 7%를 넘으면 고령화사회, 14%를 넘으면 고령사회, 20% 이상이면 초고령사회로 분류한다. 해당 지역사회는 고령인구가 전체인구의 $\dfrac{300}{1,500} \times 100 = 20\%$로 초고령사회이다.

② 노년부양비 $= \dfrac{\text{고령}(65\text{세 이상}) \text{ 인구}}{\text{생산가능인구}(15\sim64\text{세})} \times 100 = \dfrac{300}{1,000} \times 100 = 30\%$

④ 유년부양비 $= \dfrac{\text{유년층}(0\sim14\text{세}) \text{ 인구}}{\text{생산가능인구}(15\sim64\text{세})} \times 100 = \dfrac{200}{1,000} \times 100 = 20\%$

정답 및 해설 18.④ 19.③

20 지역사회간호사의 역할 중 지역사회의 포괄적인 보건 사업을 이끌어 개인, 가족, 지역사회가
건강을 위해 적합한 의사결정을 내리도록 도와주는 역할에 해당 하는 것은?

① 변화촉진자

② 지도자

③ 교육자

④ 옹호자

20 간호사의 역할

    ㉠ **돌봄제공자** : 대상자의 존엄성을 지키면서 대상자를 신체·심리적으로 돕는다.

    ㉡ **의사소통자** : 대상자, 가족, 기타 건강전문인들, 지역사회인들과 의사소통한다.

    ㉢ **교육자** : 대상자가 건강을 회복하거나 유지하는 데 필요한 건강관리를 학습하도록 돕는다.

    ㉣ **옹호자** : 대상자의 요구와 바람을 표현해 주고 대상자의 권리를 행사하도록 보호한다.

    ㉤ **상담자** : 지적·정서적·심리적 지지를 제공한다.

    ㉥ **변화촉진자** : 대상자의 행동 변화가 필요하다고 판단될 때 의도한 방향으로 변화를 유도하는 것이다.

    ㉦ **지도자** : 특별한 목적을 달성하기 위해 공동으로 작업하는 타인에게 영향을 미치는 것이다.

    ㉧ **관리자** : 질적 간호를 제공하기 위해 다른 건강요원들과 지도·감독하며 간호수행 현장을 관리한다.

정답 및 해설   20.①

1 우리나라 제4차 국민건강증진종합계획(Health Plan 2020)의 총괄목표는?

① 안전한 보건환경과 건강생활 실천

② 건강수명 연장과 건강형평성 제고

③ 예방중심 상병관리와 만성퇴행성질환 감소

④ 생애주기별 건강관리와 의료보장성 강화

2 「농어촌 등 보건의료를 위한 특별조치법 시행령」상 보건진료 전담공무원 의료행위의 범위는?

① 급성질환자의 요양지도 및 관리

② 고위험 고령 임산부의 제왕절개

③ 상병상태를 판별하기 위한 진찰·검사

④ 거동이 불편한 지역주민에 대한 응급수술

3 PRECEDE–PROCEED 모형에서 강화요인(reinforcing factors)은?

① 개인의 기술 및 자원

② 대상자의 지식, 태도, 신념

③ 보건의료 및 지역사회 자원의 이용 가능성

④ 보건의료 제공자의 반응이나 사회적지지

---

1 제4차 HP2020의 목표는 3차와 마찬가지로 WHO 건강증진의 개념, 목표 달성 측정을 위해 계량화 가능 여부와 주요 외국의 추세를 감안하여 '건강수명연장과 건강형평성 제고'로 선정하였다.

2 보건진료 전담공무원의 의료행위의 범위〈농어촌 등 보건의료를 위한 특별조치법 시행령 제14조(보건진료 전담공무원의 업무) 제1항〉
   ㉠ 질병·부상상태를 판별하기 위한 진찰·검사
   ㉡ 환자의 이송
   ㉢ 외상 등 흔히 볼 수 있는 환자의 치료 및 응급 조치가 필요한 환자에 대한 응급처치
   ㉣ 질병·부상의 악화 방지를 위한 처치
   ㉤ 만성병 환자의 요양지도 및 관리
   ㉥ 정상분만 시의 분만 도움
   ㉦ 예방접종
   ㉧ ㉠부터 ㉦까지의 의료행위에 따르는 의약품의 투여

3 PRECEDE-PROCEED Model의 3단계는 행동적, 환경적 진단으로 주요 보건의료 문제와 관련되는 구체적 건강행위와 생활양식, 환경적 요인들을 파악하는데, 개인이나 집단의 건강행위에 영향을 주는 요인은 크게 성향요인, 촉진요인, 강화요인으로 구분된다.
   ㉠ **성향요인(predisposing factors)** : 행위를 초래하거나 행위의 근거가 되는 요인으로 보건교육 계획에 유용한 요인(지식, 태도, 신념, 가치, 자기효능 등)
   ㉡ **촉진요인(enabling factors)** : 개인이나 집단으로 하여금 행위를 하도록 촉진하는 것(접근성, 개인의 기술, 보건의료나 지역사회자원의 이용가능성)
   ㉢ **강화요인(reinforcing factors)** : 행위가 계속되거나 중단하게 하는 요인(보상, 벌칙 등)

4 사망 관련 통계지표에 대한 설명으로 옳은 것은?

① 비례사망지수는 특정 연도 전체 사망자 중 특정 원인으로 인한 사망자 비율을 산출하는 지표이다.

② α -index는 특정 연도의 신생아 사망수를 영아 사망수로 나눈 값으로 신생아 건강관리사업의 기초자료로 유용하다.

③ 치명률은 어떤 질병이 생명에 영향을 주는 위험도를 보여주는 지표로 일정 기간 동안 특정 질병에 이환된 자 중 그 질병에 의해 사망한 자를 비율로 나타낸 것이다.

④ 모성사망비는 해당 연도에 사망한 총 여성 수 중 같은 해 임신·분만·산욕 합병증으로 사망한 모성수 비율을 산출하는 지표이다.

5 뢰머(Roemer)의 matrix형 분류에서 다음 글이 설명하는 보건의료체계는?

> 민간의료 시장이 매우 강력하고 크며 정부 개입은 미미하다. 보건의료비 지출의 절반 이상을 환자 본인이 부담하며, 보건의료는 개인의 책임이 된다.

① 복지지향형 보건의료체계
② 포괄적보장형 보건의료체계
③ 자유기업형 보건의료체계
④ 사회주의계획형 보건의료체계

6 다음 글에서 업무수행 적합여부 판정구분에 해당하는 것은?

> 분진이 심한 사업장에서 근무 중인 근로자가 건강진단결과 폐질환 유소견자로 발견되어 업무수행 적합여부를 평가한 결과 '다'로 판정되었다.

① 건강관리상 현재의 조건하에서 작업이 가능한 경우
② 일정한 조건(환경개선, 보호구착용, 건강진단주기의 단축 등)하에서 현재의 작업이 가능한 경우
③ 건강장해의 악화 또는 영구적인 장해의 발생이 우려되어 현재의 작업을 해서는 안되는 경우
④ 건강장해가 우려되어 한시적으로 현재의 작업을 할 수 없는 경우(건강상 또는 근로조건상의 문제가 해결된 후 작업복귀 가능)

4 ① 비례사망지수(PMI, Proportional Mortality indicator)는 연간 총 사망수에 대한 50세 이상의 사망자수를 퍼센트(%)로 표시한 지수이다.

② α – index는 생후 1년 미만의 사망 수(영아사망 수)를 생후 28일 미만의 사망 수(신생아사망 수)로 나눈 값이다. α – index의 값이 1에 가까울수록 유아사망의 원인이 선천적인 것이므로 그 지역의 보건의료수준이 높은 것을 의미한다. 값이 클수록 신생아 이후의 영아사망이 크기 때문에 영아 사망에 대한 예방 대책이 필요하다.

④ 모성사망비는 해당 연도의 출생아 수에 대하여 동일 연도 임신기간 동안 사망한 여성 전체수를 나타낸 값이다. 모성사망률은 해당 연도의 가임기 여성 수에 대하여 동일 연도 임신기간 동안 사망한 여성 전체수를 나타낸 값이다.

5 뢰머의 보건의료체계 유형별 특징
  ㉠ **자유기업형** : 미국, 의료보험 실시 전의 우리나라
  • 정부의 개입을 최소화하고 수요 · 공급 및 가격을 시장에 의존한다.
  • 보건의료비에 대해 개인 책임을 강조하는 입장으로 민간보험 시장이 발달하였으며, 시장의 이윤추구를 통해 효율성을 제고한다.
  • 의료의 남용 문제가 발생할 수 있다.
  ㉡ **복지국가형** : 프랑스, 독일, 스웨덴, 스칸디나비아 등
  • 사회보험이나 조세를 통해 보건의료서비스의 보편적 수혜를 기본 요건으로 한다.
  • 민간에 의해 보건의료서비스를 제공하지만 자유기업형과 다르게 질과 비용 등의 측면에서 정부가 개입 · 통제할 수 있다.
  • 보건의료서비스의 형평성이 보장되지만, 보건의료비 상승의 문제가 발생할 수 있다.
  ㉢ **저개발국가형** : 아시아, 아프리카 등 저개발국
  • 전문인력 및 보건의료시설이 부족하여 전통의료나 민간의료에 의존한다.
  • 국민의 대다수인 빈곤층의 경우 공적부조 차원에서 보건의료서비스가 이루어진다.
  ㉣ **개발도상국형** : 남미, 아시아 일부 지역
  • 자유기업형 + 복지국가형의 혼합형태 또는 사회주의국형을 보인다.
  • 경제개발의 성공으로 국민들의 소득이 증가하여 보건의료서비스에 대한 관심이 증가했다.
  • 경제개발 논리에 밀려 보건의료의 우선순위가 낮고, 사회보험이 근로자 중심의 형태를 보인다.
  ㉤ **사회주의국형** : 구 소련, 북한, 쿠바 등
  • 국가가 모든 책임을 지는 사회주의 국가로 보건의료 역시 국유화하여 국가가 관장한다.
  • 형평성이 보장되지만 보건의료서비스 수준과 생산성이 떨어진다.
  • 넓은 의미에서 볼 때 뉴질랜드, 영국도 이 유형으로 볼 수 있다.

6 업무수행 적합여부 판정구분

구분	판정
가	건강관리상 현재의 조건하에서 작업이 가능한 경우
나	일정한 조건(환경개선, 보호구착용, 건강진단주기의 단축 등) 하에서 현재의 작업이 가능한 경우
다	건강장해가 우려되어 한시적으로 현재의 작업을 할 수 없는 경우(건강상 또는 근로조건상의 문제가 해결된 후 작업 복귀 가능)
라	건강장해의 악화 또는 영구적인 장해의 발생이 우려되어 현재의 작업을 해서는 안 되는 경우

정답 및 해설 4.③ 5.③ 6.④

7 다음 글에 해당하는 타당성은?

> • 보건소 건강증진업무 담당자는 관내 흡연청소년을 대상으로 금연프로그램을 기획하고, 목표달성을 위한 각종 방법을 찾아낸 후에 사업의 실현성을 위하여 다음의 타당성을 고려하기로 하였다.
> • 대상 청소년들이 보건소가 기획한 금연프로그램에 거부감 없이 참여하고, 금연전략을 긍정적으로 수용할 것인지를 확인하였다.

① 법률적 타당성
② 기술적 타당성
③ 사회적 타당성
④ 경제적 타당성

8 다음 글에 해당하는 오렘(Orem)의 간호체계는?

> • 가정전문간호사는 오렘(Orem)의 이론을 적용하여 수술 후 조기 퇴원한 노인 대상자에게 간호를 제공하려고 한다.
> • 노인 대상자는 일반적인 자가간호요구는 충족할 수 있으나 건강이탈시의 자가간호요구를 충족하기 위한 도움이 필요한 상태이다.

① 전체적 보상체계
② 부분적 보상체계
③ 교육적 체계
④ 지지적 체계

9 PATCH(Planned Approach To Community Health) 모형에서 우선순위를 설정하는 평가 기준은?

① 경제성, 자원 이용 가능성

② 건강문제의 중요성, 변화 가능성

③ 문제해결 가능성, 주민의 관심도

④ 건강문제의 심각도, 사업의 추정효과

---

7 전략의 대상이 되는 흡연청소년들이 거부감 없이 참여하고 긍정적으로 수용할 것인지에 대해 확인하는 것이므로, 선량한 풍속 및 기타 사회질서에 위반함 없이 사회적으로 타당한지 점검하는 것과 연결된다.

8 오렘의 간호체계 … 자가간호요구를 충족시키고 자가간호 역량을 조절하여 결손을 극복하도록 돕는 간호상황에서 환자를 이해 처방하고 설계하고 직접간호를 제공하는 체계적인 간호활동
   ㉠ **전체적 보상체계** : 환자의 모든 욕구를 충족시켜줘야 하는 경우 환자가 자가간호를 수행하는데 있어 아무런 활동적 역할을 수행하지 못하는 상황
   ㉡ **부분적 보상체계** : 개인 자신이 일반적인 자가간호요구는 충족시킬 수 있으나 건강이탈 요구를 충족시키기 위해서는 도움이 필요
   ㉢ **교육지지적 보상체계** : 환자가 자가간호를 수행할 수 있으나 지식이나 기술 획득을 위한 도움을 필요로 하는 경우

9 PATCH(Planned Approach To Community Health) … 1980년대 미국 CDC(질병관리본부)에서 건강증진 및 질병예방 프로그램의 계획 및 수행을 위해 개발한 것으로 지역사회 단위의 건강문제 우선순위 확인, 건강문제 목표설정, 특정 인구집단의 보건요구도 측정에 활용한다. 우선순위를 설정하는 평가 기준은 건강문제의 중요성과 변화 가능성이다.

정답 및 해설   7.③   8.②   9.②

10 우리나라의 일차보건의료에 대한 설명으로 옳지 않은 것은?

① 「지역보건법」 제정으로 일차보건의료 시행에 대한 제도적 근거를 마련하였다.

② 보건복지부장관이 실시하는 24주 이상의 직무교육을 받은 간호사는 보건진료 전담공무원직을 수행할 수 있다.

③ 읍·면 지역 보건지소에 배치된 공중보건의사는 보건의료 취약지역에서 일차보건의료 사업을 제공하였다.

④ 정부는 한국보건개발연구원을 설립하여 일차보건의료 시범사업을 실시한 후 사업의 정착을 위한 방안들을 정책화하였다.

11 다음 글에서 청소년의 약물남용 예방교육에 적용된 보건교육 방법은?

청소년들이 실제 상황 속의 약물남용자를 직접 연기함으로써 약물남용 상황을 분석하여 해결방안을 모색하고, 교육자는 청소년의 가치관이나 태도변화가 일어날 수 있도록 하였다.

① 시범
② 역할극
③ 심포지엄
④ 브레인스토밍

12 다음은 1년간의 K사업장 현황이다. 강도율(severity rate)은?

- 근로자수 : 1,000명
- 재해자수 : 20명
- 손실작업일수 : 1,000일
- 재해건수 : 20건
- 근로시간수 : 2,000,000시간

① 0.5
② 1
③ 10
④ 20

13 다음 글에서 설명하는 SWOT 분석의 요소는?

> 보건소에서 SWOT 분석을 실시한 결과 해외여행 증가로 인한 신종감염병 유입과 기후 온난화에 따른 건강문제 증가가 도출되었다.

① S(Strength)

② W(Weakness)

③ O(Opportunity)

④ T(Threat)

---

10 1978년 알마아타 선언으로 알려진 일차보건의료는 국가보건의료의 필수 부분이며 사회 개발이 추구해야 할 으뜸가는 목적인 건강의 향상을 달성하고 사회정의를 실현하는 중요한 전략적 방법으로 알려져 있다.

   ① 1980년 「농어촌보건의료를 위한 특별법」 제정으로 일차보건의료가 최초로 법제화 되면서, 농어촌 등 벽지에 보건진료소를 설치해 보건진료원을 배치하는 것과 보건소, 보건지소에 공중보건의를 배치할 수 있는 기틀을 마련하였다.

11 ② 역할극은 학습자가 실제 상황 속 인물로 등장하여 그 상황을 분석하고 해결방안을 모색한다.

12 강도율은 재해발생률을 표시하는 방법 중 하나로, 재해규모의 정도를 표시한다. 1,000 노동시간당의 노동손실일수를 나타낸 것으로, '총근로손실일수 ÷ 총근로시간수 × 1,000'으로 산출한다. 따라서 K사업장의 강도율은 $1,000 \div 2,000,000 \times 1,000 = 0.5$이다.

13 SWOT 분석 … 내부 환경과 외부 환경을 분석하여 강점(strength), 약점(weakness), 기회(opportunity), 위협(threat) 요인을 규정하고 이를 토대로 경영 전략을 수립하는 기법

   ㉠ SO전략(강점-기회 전략) : 강점을 살려 기회를 포착

   ㉡ ST전략(강점-위협 전략) : 강점을 살려 위협을 회피

   ㉢ WO전략(약점-기회 전략) : 약점을 보완하여 기회를 포착

   ㉣ WT전략(약점-위협 전략) : 약점을 보완하여 위협을 회피

정답 및 해설 10.① 11.② 12.① 13.④

14 다음 글에서 설명하는 평가 유형은?

> 사업의 단위 목표량 결과에 대해서 사업을 수행하는 데 투입된 인적 자원, 물적 자원 등
> 투입된 비용이 어느 정도인가를 산출하는 것이다.

① 투입된 노력에 대한 평가
② 목표달성 정도에 대한 평가
③ 사업의 적합성 평가
④ 사업의 효율성 평가

15 다음 사례에 적용한 간호진단 분류체계는?

> • 임신 36주된 미혼모 K씨(29세)는 첫 번째 임신 때 임신성 당뇨가 있어 분만이 어려웠던
>   경험이 있었다. 현재 두 번째 임신으로 병원에 다니고 싶으나 경제적인 여건이 좋지 않
>   아 산전 관리를 받은 적이 없다.
> • 문제분류체계
> − 영역 : 생리적 영역
> − 문제 : 임신
> − 수정인자 : 개인의 실제적 문제(산전관리 없음, 임신성 당뇨의 경험 있음)
> − 증상/징후 : 임신 합병증에 대한 두려움, 산전 운동/식이의 어려움

① 오마하(OMAHA) 분류체계
② 가정간호(HHCCS) 분류체계
③ 국제간호실무(ICNP) 분류체계
④ 북미간호진단협회(NANDA) 간호진단 분류체계

16 다음 사례에서 설명하는 고온장해와 보건관리자의 처치를 옳게 짝 지은 것은?

> 40세의 건설업 근로자 A씨는 38 ℃의 덥고 습한 환경에서 장시간 일하던 중 심한 어지러움증을 호소하면서 쓰러졌다. 발한은 거의 없고 피부가 건조하였으며 심부체온은 41.5℃였다.

① 열경련 – 말초혈관의 혈액 저류가 원인이므로 염분이 없는 수분을 충분하게 공급한다.

② 열피로 – 고온에 의한 만성 체력소모가 원인이므로 따뜻한 커피를 마시지 않도록 한다.

③ 열쇠약 – 지나친 발한에 의한 염분소실이 원인이므로 시원한 곳에 눕히고 충분한 수분을 공급한다.

④ 열사병 – 체온조절중추의 장애가 원인이므로 체온을 낮추기 위해 옷을 벗기고 찬물로 몸을 닦는다.

---

14 투입된 비용 대비 효과를 따지는 것은 효율성과 관련된 것이다.

15 오마하 문제분류체계 … 지역사회 보건사업소에서 간호대상자의 문제를 체계적으로 분류하기 위하여 1975년부터 오마하 방문간호사협회와 미국 국립보건원에서 개발하였다.
ⓐ 1단계 : 간호실무영역을 환경, 심리사회, 생리, 건강관련행위의 4영역으로 구분
ⓑ 2단계 : 44개의 간호진단으로 구분
ⓒ 3단계 : 2개의 수정인자 세트로 구성(개인·가족/건강증진·잠재적 건강문제·실제적 건강문제)
ⓓ 4단계 : 보건의료제공자에 의하여 관찰된 객관적 증상과 대상자나 보호자에 의해 보고된 주관적 증후로 구성

16 열사병(Heat Stroke) … 고온, 다습한 환경에 노출될 때 갑자기 발생해 심각한 체온조절장애를 일으킨다. 중추신경계통의 장해, 전신의 땀이 배출되지 않음으로 인해 체온상승(직장온도 40도 이상) 등을 일으키며, 생명을 잃기도 한다. 태양광선에 의한 열사병은 일사병이라고도 하며 우발적이거나 예기치 않게 혹심한 고온 조건에 노출될 경우 잘 발생한다. 열사병은 체온조절중추의 장애가 원인이므로 체온을 낮추기 위해 옷을 벗기고 찬물로 몸을 닦는다.

정답 및 해설 14.④ 15.① 16.④

17 노인장기요양보험법령상 다음 사례에 적용할 수 있는 설명으로 옳은 것은?

> 파킨슨병을 진단받고 1년 이상 혼자서 일상생활을 수행할 수 없는 60세의 의료급여수급권자인 어머니를 가정에서 부양하는 가족이 있다.

① 어머니는 65세가 되지 않았기 때문에 노인 장기요양 인정 신청을 할 수 없다.
② 의사의 소견서가 있다면 등급판정 절차 없이도 장기요양서비스를 받을 수 있다.
③ 의료급여수급권자의 재가급여에 대한 본인일부부담금은 장기요양급여비용의 100분의 20이다.
④ 장기요양보험가입자의 자격관리와 노인성질환예방사업에 관한 업무는 국민건강보험공단에서 관장한다.

18 감염병의 예방 및 관리에 관한 법령상 감염병에 대한 설명으로 옳은 것은?

① 탄저는 국내 유입이 우려되는 해외 유행 감염병으로 제4군감염병이다.
② 간흡충증은 정기적인 조사를 통한 감시가 필요하여 보건복지부령으로 정하는 제5군감염병이다.
③ 바이러스성 출혈열은 간헐적으로 유행할 가능성이 있어 계속 그 발생을 감시하고 방역대책의 수립이 필요한 제3군감염병이다.
④ 지정감염병은 제1군감염병부터 제5군감염병까지의 감염병 외에 유행 여부를 조사하기 위하여 감시활동이 필요하여 대통령이 지정하는 감염병이다.

19 모기가 매개하는 감염병이 아닌 것은?

① 황열
② 발진열
③ 뎅기열
④ 일본뇌염

20 체계이론에 근거한 가족에 대한 설명으로 옳은 것은?

① 가족구성원은 사회적 상호작용을 통해 상징에 대한 의미를 해석하고 행동한다.

② 가족은 내·외부 환경과 지속적으로 교류하고, 변화와 안정 간의 균형을 통해 성장한다.

③ 가족은 처음 형성되고 성장하여 쇠퇴할 때까지 가족생활주기의 단계별 발달과업을 가진다.

④ 가족기능은 가족구성원과 사회의 요구를 충족하는 것으로 애정·사회화·재생산·경제·건강관리 기능이 있다.

---

17 ① 어머니는 65세 미만이지만 파킨슨병을 앓고 있으므로 노인 장기요양 인정 신청을 할 수 있다.

② 의사의 소견서가 있어도 등급판정 절차 없이는 장기요양서비스를 받을 수 없다. 공단은 장기요양인정 신청의 조사가 완료된 때 조사결과서, 신청서, 의사소견서, 그 밖에 심의에 필요한 자료를 등급판정위원회에 제출하여야 한다.

③ 의료급여수급권자의 재가급여에 대한 본인부담금은 장기요양급여비용의 100분의 15이다. 시설급여에 대한 본인부담금이 장기요양급여비용의 100분의 20이다.

18 관련 법이 삭제 및 제·개정되었다. (「감염병의 예방 및 관리에 관한 법률」제2조 참조)

① 탄저는 간헐적으로 유행할 가능성이 있어 계속 그 발생을 감시하고 방역대책의 수립이 필요한 감염병으로 제3군감염병이다. 단, 2020. 1. 1. 시행 기준에 따르면 탄저는 1급감염병에 해당한다.

③ 바이러스성 출혈열은 국내에서 새롭게 발생하였거나 발생할 우려가 있는 감염병 또는 국내 유입이 우려되는 해외 유행 감염병으로 제4군감염병이다.

④ 지정감염병은 제1군감염병부터 제5군감염병까지의 감염병 외에 유행 여부를 조사하기 위하여 감시활동이 필요하여 대통령이 지정하는 감염병이다.

19 ② 발진열은 리켓치아(Rickettsia typhi) 감염에 의한 급성 발열성 질환으로, 매개충의 병원소는 설치류나 야생동물이며 쥐벼룩을 매개로 주로 전파된다.

20 ② 체계이론은 가족을 구성원 개개인들의 특성을 합한 것 이상의 실체를 지닌 집합체로 가정한다. 따라서 가족은 내·외부 환경과 지속적으로 교류하고, 변화와 안정 간의 균형을 통해 성장한다고 본다.

정답 및 해설 17.④ 18.② 19.② 20.②

1 지역사회간호사업 수행단계에서 계획대로 사업이 진행되고 있는지를 확인하기 위한 활동으로, 업무수행을 관찰하거나 기록을 검사하여 문제를 파악하고 문제의 원인을 찾는 활동에 해당하는 것은?

① 조정
② 의뢰
③ 감시
④ 감독

2 제2군감염병에 속하지는 않으나, 국가예방접종에 포함된 감염병으로 옳게 짝지어진 것은?

① 폐렴구균 – 결핵
② 결핵 – A형 간염
③ 일본뇌염 – 결핵
④ B형 헤모필루스 인플루엔자 – A형 간염

3 「먹는물관리법」과 「먹는물 수질기준 및 검사 등에 관한 규칙」에 따른 수돗물의 수질 기준으로 가장 옳지 않은 것은?

① 납은 수돗물 1L당 0.01mg을 넘지 아니할 것
② 비소는 수돗물 1L당 0.01mg을 넘지 아니할 것
③ 수은은 수돗물 1L당 0.01mg을 넘지 아니할 것
④ 암모니아성 질소는 수돗물 1L당 0.5mg을 넘지 아니할 것

1 업무수행을 관찰하거나 기록을 검사하여 문제를 파악하고 문제의 원인을 찾는 활동은 감시활동으로 사업이 진행되고 있는지를 확인하기 위해서 필요하다.

※ 지역사회 간호과정

사정	진단	계획	수행	평가
• 자료수집 • 자료요약	• 자료분석 • 간호진단 • 간호사업의 기준과 지침 확인 • 우선순위 결정	• 목적과 목표 설정 • 간호방법과 수단선택 • 수행계획 • 평가계획	• 필요한 지식과 기술 선정 • 의뢰 • 수행의 장애 요인 인식 • 계획된 활동 수행(조정, 감시, 감독)	• 평가실행 • 평가범주 • 평가절차

2 국가예방접종 대상 감염병은 결핵(BCG), B형간염, 디프테리아/파상풍/백일해, 폴리오, b형헤모필루스인플루엔자, 폐렴구균, 홍역/유행성이하선염/풍진, 수두, A형간염, 일본뇌염, 사람유두종바이러스, 인플루엔자, 장티푸스, 신증후군출혈열 등이다. 이중 제2군감염병은 디프테리아, 백일해, 파상풍, 홍역, 유행성이하선염, 풍진, 폴리오, B형간염, 일본뇌염, 수두, b형헤모필루스인플루엔자, 폐렴구균이 해당한다.(제2군감염병 관련 법조항이 삭제 및 제·개정되었다.)

3 건강상 유해영향 무기물질에 관한 기준〈먹는물 수질기준 및 검사 등에 관한 규칙 별표1 참조〉
㉠ 납은 0.01mg/L를 넘지 아니할 것
㉡ 불소는 1.5mg/L(샘물·먹는샘물 및 염지하수·먹는염지하수의 경우에는 2.0mg/L)를 넘지 아니할 것
㉢ 비소는 0.01mg/L(샘물·염지하수의 경우에는 0.05mg/L)를 넘지 아니할 것
㉣ 셀레늄은 0.01mg/L(염지하수의 경우에는 0.05mg/L)를 넘지 아니할 것
㉤ 수은은 0.001mg/L를 넘지 아니할 것
㉥ 시안은 0.01mg/L를 넘지 아니할 것
㉦ 크롬은 0.05mg/L를 넘지 아니할 것
㉧ 암모니아성 질소는 0.5mg/L를 넘지 아니할 것
㉨ 질산성 질소는 10mg/L를 넘지 아니할 것
㉩ 카드뮴은 0.005mg/L를 넘지 아니할 것
㉺ 붕소는 1.0mg/L를 넘지 아니할 것(염지하수의 경우에는 적용하지 아니한다)
㉻ 브롬산염은 0.01mg/L를 넘지 아니할 것(수돗물, 먹는샘물, 염지하수·먹는염지하수, 먹는해양심층수 및 오존으로 살균·소독 또는 세척 등을 하여 음용수로 이용하는 지하수만 적용한다)
㉾ 스트론튬은 4mg/L를 넘지 아니할 것(먹는염지하수 및 먹는해양심층수의 경우에만 적용한다)
㉿ 우라늄은 30µg/L를 넘지 않을 것[수돗물(지하수를 원수로 사용하는 수돗물을 말한다), 샘물, 먹는샘물, 먹는염지하수 및 먹는물공동시설의 물의 경우에만 적용한다)]

정답 및 해설 1.③ 2.② 3.③

4 「재난 및 안전관리 기본법」에 따른 사회재난에 해당하지 않는 것은?

① 소행성 등 자연우주물체의 추락으로 인해 발생한 재해
② 「감염병의 예방 및 관리에 관한 법률」에 따른 감염병으로 인한 피해
③ 화재, 붕괴 등으로 인해 발생된 대통령령으로 정하는 규모 이상의 피해
④ 「가축전염병 예방법」에 따른 가축전염병의 확산으로 인한 피해

5 부모와 32개월 남아 및 18개월 여아로 이루어진 가족은 Duvall의 가족생활 주기 8단계 중 어디에 해당되며, 이 단계의 발달과업은 무엇인가?

① 양육기 – 임신과 자녀 양육 문제에 대한 배우자 간의 동의
② 학령전기 – 가정의 전통과 관습의 전승
③ 양육기 – 자녀들의 경쟁 및 불균형된 자녀와의 관계에 대처
④ 학령전기 – 자녀들의 사회화 교육 및 영양관리

4 사회재난〈재난 및 안전관리 기본법 제3조(정의) 제1호 나목〉 … 화재 · 붕괴 · 폭발 · 교통사고(항공사고 및 해상사고를 포함한다) · 화생방사고 · 환경오염사고 등으로 인하여 발생하는 대통령령으로 정하는 규모 이상의 피해와 에너지 · 통신 · 교통 · 금융 · 의료 · 수도 등 국가기반체계(의 마비, 「감염병의 예방 및 관리에 관한 법률」에 따른 감염병 또는 「가축전염병예방법」에 따른 가축전염병의 확산, 「미세먼지 저감 및 관리에 관한 특별법」에 따른 미세먼지 등으로 인한 피해

5 Duvall의 가족발달이론

단계		발달과업
제1단계	결혼한 부부 (부부 확립기, 무자녀)	• 가정의 토대 확립하기 • 공유된 재정적 체재 확립하기 • 누가, 언제, 무엇을 할 것인가에 대해 상호적으로 수용 • 가능한 유형 확립하기 • 미래의 부모역할에 대해 준비하기 • 의사소통 유형 및 인간관계의 확대에 대해 준비
제2단계	아이를 기르는 가정 (첫아이 출산~30개월)	• 가사의 책임분담 재조정 및 의사소통의 효율화 • 영아를 포함하는 생활유형에 적응하기 • 경제적 비용 충족시키기
제3단계	학령 전 아동이 있는 가정 (첫아이 2.5세~6세)	• 확대되는 가족이 요구하는 공간과 설비를 갖추는 데 필요한 비용 충당하기 • 가족구성원들 사이의 의사소통유형에 적응하기 • 변화하는 가족의 욕구충족에 대한 책임에 적응하기
제4단계	학동기 아동이 있는 가정 (첫아이 6세~13세)	• 아동의 활동을 충족시키고 부모의 사생활 보장하기 • 재정적 지급능력 유지하기 • 결혼생활을 유지하기 위해 노력하기 • 아동의 변화하는 발달적 요구에 효과적으로 대응하기
제5단계	10대 아이가 있는 가정 (첫아이 13세~20세)	• 가족구성원들의 다양한 요구에 대비하기 • 가족의 금전문제에 대처하기 • 모든 가족구성원들이 책임 공유하기 • 성인들의 부부관계에 초점 맞추기 • 청소년과 성인 사이의 의사소통 중재하기
제6단계	자녀를 결혼시키는 가정 (첫아이가 독립부터 마지막아이 독립까지)	• 가정의 물리적 설비와 자원 재배치하기 • 자녀가 가정을 떠날 때 책임 재활당하기 • 부부관계의 재정립 • 자녀의 결혼을 통하여 새로운 가족구성원을 받아들임으로써 가족범위 확대시키기
제7단계	중년 부모기 (부부만이 남은 가족~은퇴기까지)	• 텅 빈 보금자리에 적응하기 • 부부 사이의 관계를 계속해서 재조정하기 • 조부모로서의 생활에 적응하기 • 은퇴 및 신체적 노화에 적응하기
제8단계	가족의 노화기 (은퇴 후~사망)	• 배우자의 죽음에 적응하기 • 타인, 특히 자녀에 대한 의존에 대처하기 • 경제적 문제에서의 변화에 적응하기 • 임박한 죽음에 적응하기

정답 및 해설 4.① 5.④

6 우리나라 사회보장제도에 대한 설명으로 가장 옳은 것은?

① 산재보험은 소득보장과 함께 의료보장을 해주는 사회보험이다.

② 의료급여는 저소득층의 의료보장을 위한 사회보험에 해당한다.

③ 건강보험은 공공부조로 공공적 특성을 가지며 강제성을 띤다.

④ 노인장기요양보험은 공공부조로 재원조달은 국고지원으로 이루어진다.

7 Bloom은 학습목표 영역을 세 가지로 분류하였다. 다음 중 다른 종류의 학습목표 영역에 해당하는 것은?

① 대상자들은 담배 속 화학물질인 타르와 니코틴이 건강에 미치는 영향을 비교하여 설명할 수 있다.

② 대상자들은 흡연이 건강에 미치는 해로운 영향을 5가지 말할 수 있다.

③ 대상자들은 흡연이 자신이나 가족들에게 매우 해로우므로 금연을 하는 것이 긍정적인 행위라고 말한다.

④ 대상자들은 자신이 직접 세운 금연 계획의 실천 가능성이 얼마나 되는지 평가할 수 있다.

8 어떤 사업장에서 근로자 건강진단을 실시하여 다음과 같은 결과가 나왔다. 이에 대한 설명으로 가장 옳은 것은?

건강관리구분		단위(명)
A		2000
C	C₁	200
	C₂	300
D	D₁	20
	D₂	150
계		2670

① 일반 질병으로 진전될 우려가 있어 추적관찰이 필요한 근로자는 300명이다.

② 직업성 질병의 소견을 보여 사후관리가 필요한 근로자는 200명이다.

③ 일반 질병의 소견을 보여 사후관리가 필요한 근로자는 20명이다.

④ 직업성 질병의 소견을 보여 사후관리가 필요한 근로자는 150명이다.

---

6 ② 의료급여는 저소득층의 의료보장을 위한 공공부조에 해당한다.

③ 건강보험은 사회보험으로 공공적 특성을 가지며 강제성을 띈다.

④ 노인장기요양보험은 사회보험으로 재원조달은 장기요양보험료와 국가 및 지방자치단체 부담금, 그리고 수급자가 부담하는 본인부담금으로 이루어진다.

7 ①②④는 인지적 영역, ③은 정의적 영역에 해당한다.

※ 블룸의 학습목표 분류

㉠ 인지적 영역 : 주로 안다는 일과 관계되는 기초적인 정신적·지적 과정

㉡ 정의적 영역 : 흥미나 태도에 관련되는 과정

㉢ 심리·운동 영역 : 신체적 행위를 통한 신체적 능력과 기능을 발달시키는 것과 연관된 영역

8 건강관리구분 판정

건강관리구분			기준
A		정상자	건강관리상 사후관리가 불필요
C	C₁	직업성 질병 요관찰자	직업성 질병으로 진전될 우려가 있어 추적조사 등 관찰이 필요
	C₂	일반 질병 요관찰자	일반 질병으로 진전될 우려가 있어 추적관찰이 필요
D	D₁	직업성 질병 유소견자	직업성 질병의 소견이 있어 사후관리가 필요
	D₂	일반 질병 유소견자	일반 질병의 소견이 있어 사후관리가 필요

9 관할지역에서 탄저로 죽은 소가 발견되었다는 신고를 받은 읍장이 취해야 할 행동으로 가장 옳은 것은?

① 즉시 보건소장에게 신고
② 즉시 시장·군수·구청장에게 신고
③ 즉시 보건소장에게 통보
④ 즉시 질병관리본부장에게 통보

10 지역사회간호사업의 평가계획에 대한 설명으로 가장 옳은 것은?

① 평가의 객관성을 최대한 유지하기 위해 사업의 내부 최고책임자를 포함한다.
② 평가자, 시기, 범주, 도구의 구체적인 계획은 사업평가시에 작성한다.
③ 평가도구의 타당성은 평가하고자 하는 내용을 올바르게 평가하는 것을 의미한다.
④ 평가계획은 사업 시작전 단계, 사업 수행 단계, 사업 종결 단계에서 수시로 가능하다.

11 임신 22주인 산모 A씨는 톡소플라즈마증으로 진단 받았다. A씨가 취할 수 있는 행위로 가장 옳은 것은?

① 법적으로 인공임신중절수술 허용기간이 지나 임신을 유지하여야 한다.
② 인공임신중절수술 허용기간은 지났지만 톡소플라즈마증은 태아에 미치는 위험이 높기 때문에 본인과 배우자 동의하에 인공임신중절수술을 할 수 있다.
③ 인공임신중절수술을 할 수 있는 기간이지만 톡소플라즈마증은 태아에 미치는 위험이 낮기 때문에 임신을 유지하여야 한다.
④ 인공임신중절수술을 할 수 있는 기간이고 톡소플라즈마증은 태아에 미치는 위험이 높기 때문에 본인과 배우자 동의하에 인공임신중절수술을 할 수 있다.

12 〈보기〉의 (   )안에 들어갈 말은?

〈보기〉

모성사망 측정을 위해 개발된 지표 중 가장 많이 사용되는 지표인 모성사망비는 해당 연도
(   ) 10만 명당 해당 연도 임신, 분만, 산욕으로 인한 모성사망의 수로 산출한다.

① 여성
② 출생아
③ 사망 여성
④ 가임기 여성

---

9 인수공통감염병의 통보〈감염병의 예방 및 관리에 관한 법률 제14조 제1항〉… 「가축전염병예방법」 제11조제1항제2
호에 따라 신고를 받은 국립가축방역기관장, 신고대상 가축의 소재지를 관할하는 시장·군수·구청장 또는 시·도
가축방역기관의 장은 같은 법에 따른 가축전염병 중 다음 각 호의 어느 하나에 해당하는 감염병의 경우에는 <u>즉시
질병관리본부장에게 통보</u>하여야 한다.
 ㉠ 탄저
 ㉡ 고병원성조류인플루엔자
 ㉢ 광견병
 ㉣ 그 밖에 대통령령으로 정하는 인수공통감염병

10 ① 평가의 객관성을 최대한 유지하기 위해 사업의 외부 최고책임자를 포함한다.
 ② 평가자, 시기, 범주, 도구의 구체적인 계획은 사업계획 시에 작성한다.
 ④ 평가계획은 사업 시작 전 단계에서 수립한다.

11 톡소플라스마증은 충의 일종인 톡소포자충(Toxoplasma gondii)의 감염에 의해 일어나며, 여성이 임신 중에 감
염될 경우 유산과 불임을 포함하여 태아에 이상을 유발할 수 있는 인수공통 전염병이다. 임신 22주는 인공임신
중절수술을 할 수 있는 기간이므로 톡소플라즈마중 진단을 받았다면 인공임신중절수술을 할 수 있다.

12 모성사망비는 해당 연도의 출생아 수에 대하여 동일 연도 임신기간 동안 사망한 여성 전체수를 나타낸 값이다.
모성사망률은 해당 연도의 가임기 여성 수에 대하여 동일 연도 임신기간 동안 사망한 여성 전체수를 나타낸 값
이다.

정답 및 해설 9.④ 10.③ 11.④ 12.②

13 세계보건기구(WHO)에서 제시한 일차보건의료의 특성에 대한 설명으로 가장 옳지 않은 것은?

① 지역사회의 적극적 참여를 통해 이루어져야 한다.

② 지역사회의 지불능력에 맞는 보건의료수가로 제공되어야 한다.

③ 지리적, 경제적, 사회적으로 지역주민이 이용하는데 차별이 있어서는 안된다.

④ 자원이 한정되어 있으므로 효과가 가장 높은 사업을 선별하여 제공해야 한다.

14 〈보기〉에서 설명하고 있는 학습이론은?

> 〈보기〉
>
> 학습이란 외적인 환경을 적절히 조성하여 학습자의 행동을 변화시키는 것으로 학습자에게 목표된 반응이 나타날 때, 즉각적인 피드백과 적절한 강화를 사용하도록 한다. 또한, 학습목표의 성취를 위하여 필요한 학습과제를 하위에서 상위로 단계별로 제시하고 반복연습의 기회를 제공한다.

① 구성주의 학습이론

② 인본주의 학습이론

③ 인지주의 학습이론

④ 행동주의 학습이론

15 규칙적 운동 미실천과 고혈압 발생과의 관련성을 알아보기 위하여 코호트 연구를 실시하여 다음과 같은 자료를 얻었다. 운동 미실천과 고혈압 발생에 대한 상대위험비는?

〈단위 : 명〉

	고혈압 발생	고 혈압 없음	계
규칙적 운동 미실천	100	400	500
규칙적 운동 실천	500	2500	3000
계	600	2900	3500

① 1.15

② 1.20

③ 1.25

④ 1.30

---

13 세계보건기구(WHO)에서 제시한 일차보건의료의 필수요소(4A)
ⓐ **접근성(Accessible)** : 지리적, 경제적, 사회적으로 지역주민이 이용하는데 차별이 있어서는 안 된다.
ⓑ **주민참여(Available)** : 지역사회의 적극적 참여를 통해 이루어져야 한다.
ⓒ **수용가능성(Acceptable)** : 주민이 쉽게 받아들일 수 있는 방법으로 제공해야 한다.
ⓓ **지불부담능력(Affordable)** : 지역사회의 지불능력에 맞는 보건의료수가로 제공되어야 한다.

14 행동주의 학습이론은 학습을 경험이나 관찰의 결과로 유기체에게서 일어나는 비교적 영속적인 행동의 변화 또는 행동잠재력의 변화로 정의 내린다. 학습자는 환경의 자극에 대해 수동적으로 반응하는 존재로, 즉각적인 피드백과 적절한 강화가 요구되며 반복학습을 강조한다.

15 **상대위험비(relative risk)** … 특정 위험요인에 노출된 사람들의 발생률과 그렇지 않은 집단 간의 발생률을 비교하는 것으로, 의심되는 요인에 폭로된 집단에서의 특정 질병 발생률을 의심되는 요인에 폭로되지 않은 집단에서의 특정 질병 발생률로 나눈 값이다. 따라서 〈보기〉에 따른 운동 미실천과 고혈압 발생에 대한 상대위험비는

$$\frac{\frac{100}{500}}{\frac{500}{3,000}} = \frac{300,000}{250,000} = 1.2$$이다.

정답 및 해설 13.④ 14.④ 15.②

16 우리나라의 제4차 국민건강증진종합계획(Health Plan 2020)의 총괄목표에 해당하는 것은?

① 삶의 질 향상, 건강수명 연장

② 건강형평성 제고, 사회물리적 환경조성

③ 삶의 질 향상, 사회물리적 환경조성

④ 건강수명 연장, 건강형평성 제고

17 지역사회 통합건강증진사업의 특징은?

① 사업 산출량 지표를 개발하여 모든 지역에 적용함으로써 객관적으로 지역 간 비교가 가능하다.

② 기존 건강증진사업이 분절되어 운영되었던 것에 비해 사업을 통합하여 지역특성 및 주민수요 중심으로 서비스를 제공한다.

③ 모든 지역에서 동일한 사업을 수행할 수 있도록 중앙에서 표준화된 사업계획이 제공된다.

④ 사업별로 재원을 구체적으로 배분하여 일정 정해진 사업을 지역에서 수행하도록 하여 중앙정부의 목표에 집중하도록 한다.

18 〈보기〉에서 우리나라 공공보건사업의 발전 순서를 바르게 나열한 것은?

〈보기〉

㉠ 보건소 기반 전국 방문건강관리사업 시행

㉡ 우리나라 전 국민을 위한 의료보험 실행

㉢ 국민건강증진법 제정으로 바람직한 건강행태 고취를 위한 토대 마련

㉣ 농어촌 보건의료를 위한 특별조치법 제정으로 일차 보건의료서비스 제공

① ㉠ → ㉡ → ㉢ → ㉣

② ㉣ → ㉡ → ㉢ → ㉠

③ ㉡ → ㉢ → ㉠ → ㉣

④ ㉣ → ㉡ → ㉠ → ㉢

16 제4차 HP2020의 목표는 3차와 마찬가지로 WHO 건강증진의 개념, 목표 달성 측정을 위해 계량화 가능 여부와 주요 외국의 추세를 감안하여 '건강수명연장과 건강형평성 제고'로 선정하였다.

17 지역사회 통합건강증진사업이란, 지자체가 지역사회 주민을 대상으로 실시하는 건강생활실천 및 만성질환 예방, 취약계층 건강관리를 목적으로 하는 사업을 통합하여 지역특성 및 주민 수요에 맞게 기획·추진하는 사업을 말한다. 기존 전국을 대상으로 획일적으로 실시하는 국가 주도형 사업방식에서 지역여건에 맞는 사업을 추진할 수 있도록 지자체 주도방식으로 개선하였다.

※ 기존 국고보조사업과 지역사회 통합건강증진사업 비교

기존 국고보조사업	지역사회 통합건강증진사업
•사업내용 및 방법 지정 지침	•사업범위 및 원칙 중심 지침
•중앙집중식 · 하향식	•지방분권식 · 상향식
•지역여건에 무방한 사업	•지역여건을 고려한 사업
•산출중심의 사업 평가	•과정, 성과중심의 평가
•분절적 사업수행으로 비효율	•보건소 내외 사업 통합·연계 활성화

18 ② 농어촌 보건의료를 위한 특별조치법 제정 : 1980년
ⓛ 전 국민 의료보험 실행 : 1989년
ⓒ 국민건강증진법 제정 : 1995년
③ 전국 방문건강관리사업 시행 : 2007년

정답 및 해설   16.④   17.②   18.②

19 〈보기〉에서 설명하는 실내오염 물질은?

〈보기〉
- 지각의 암석 중에 들어있는 우라늄이 방사성 붕괴 과정을 거친 후 생성되는 무색, 무취, 무미의 기체임
- 토양과 인접한 단독주택이나 바닥과 벽 등에 균열이 많은 오래된 건축물에 많이 존재함
- 전체 인체노출 경로 중 95%는 실내 공기를 호흡할 때 노출되는 것임
- 지속적으로 노출되면 폐암을 유발함

① 라돈
② 오존
③ 폼알데하이드
④ 트리클로로에틸렌

20 만성질환 환자를 둔 가족의 역할갈등을 해결하기 위하여, 가족구성원 간의 상호작용, 친밀감 정도 및 단절관계를 가장 잘 파악할 수 있는 사정도구는?

① 가족구조도
② 가족밀착도
③ 외부체계도
④ 사회지지도

19 라돈(radon, Rn)은 방사선을 내는 원자번호 86번의 원소이다. 색, 냄새, 맛이 없는 기체로 공기보다 약 8배 무겁다. 라돈은 지각을 구성하는 암석이나 토양 중에 천연적으로 존재하는 우라늄(238U)과 토륨(232Th)의 방사성 붕괴에 의해서 만들어진 라듐(226Ra)이 붕괴했을 때에 생성된다. 폐암의 원인 중 하나이다.

20 가족사정도구

구분	특징
가족구조도	3대 이상의 가족구성원 정보 파악
가족밀착도	현재 동거하고 있는 가족구성원들 간의 밀착관계와 상호관계 이해
외부체계도	다양한 외부체계와 가족구성원과의 관계를 나타냄
사회지지도	가족의 내외적 상호작용을 나타냄. 취약구성원을 중심으로 가족과 외부체계와의 관계를 파악할 수 있음
가족연대기	가족의 역사 중 가장 중요한 사건들을 순서대로 기술함. 건강 관련 사건 파악

정답 및 해설 19.① 20.②

1 다음 글에 해당하는 우리나라 지방보건행정 조직은?

> • 지역보건법령에 근거하여 설치함
> • 보건소가 없는 읍·면·동마다 1개씩 설치할 수 있음
> • 진료 서비스는 없으나 지역주민의 만성질환 예방 및 건강한 생활습관 형성을 지원함

① 보건지소
② 보건진료소
③ 정신건강복지센터
④ 건강생활지원센터

2 베티 뉴만(Betty Neuman)의 건강관리체계이론에 대한 설명으로 옳은 것은?

① 역할 기대는 스트레스원 중 외적 요인에 해당한다.
② 저항선은 유연방어선보다 바깥에 위치하면서 대상 체계를 보호한다.
③ 유연방어선을 강화시키는 활동은 일차예방에 해당한다.
④ 정상방어선은 기본구조 내부에 위치하면서 대상 체계를 보호한다.

3 보건소 절주 프로그램의 과정 평가지표는?

① 프로그램 참여율

② 금주 실천율

③ 프로그램 예산의 적정성

④ 음주 관련 질환에 대한 지식 수준의 변화

---

1 지역보건법 제14조 ⋯ 지방자치단체는 보건소의 업무 중에서 특별히 지역주민의 만성질환 예방 및 건강한 생활습관 형성을 지원하는 건강생활지원센터를 대통령령으로 정하는 기준에 따라 해당 지방자치단체의 조례로 설치할 수 있다.

지역보건법 시행령 제11조 ⋯ 건강생활지원센터는 읍·면·동(보건소가 설치된 읍·면·동은 제외한다)마다 1개씩 설치할 수 있다.

2 베티 뉴만의 건강관리체계이론

㉠ 일차예방 : 스트레스의 원인 제거·약화, 유연방어선 및 정상방어선 강화

㉡ 이차예방 : 저항선 강화, 나타나는 반응에 대한 조기발견 및 정확한 처치

㉢ 삼차예방 : 기본구조 손상 시 기본구조의 재구성을 돕는 활동

3 ① 참여율 파악은 과정 평가에 해당한다.

정답 및 해설 1.④ 2.③ 3.①

4 다음 글에 해당하는 범이론적 모형(Transtheoretical model)의 건강행위 변화단계는?

> 저는 담배를 10년간 피웠더니 폐도 좀 안 좋아진 것 같고 조금만 활동을 해도 너무 힘이 들어요. 요즘 아내와 임신에 관해 얘기하고 있어서 담배를 끊기는 해야 할 것 같은데, 스트레스가 너무 많아서 어떻게 해야 할지 모르겠어요. 그래도 태어날 아기를 생각해서 앞으로 6개월 안에는 금연을 시도해볼까 해요.

① 계획 전 단계(precontemplation stage)
② 계획 단계(contemplation stage)
③ 준비 단계(preparation stage)
④ 행동 단계(action stage)

5 교육부의 「학생 감염병 예방·위기대응 매뉴얼(2016)」에 따르면, 평상시 학교에서 감염병 유증상자를 처음 발견하여 감염병 여부를 확인하는 시점까지의 단계는?

① 예방 단계
② 대응 제1단계
③ 대응 제2단계
④ 대응 제3단계

6 가족 이론에 대한 설명으로 옳지 않은 것은?

① 구조-기능이론 : 가족 기능을 위한 적절한 가족 구조를 갖춤으로써 상위체계인 사회로의 통합을 추구한다.
② 가족발달이론 : 가족생활주기별 과업 수행 정도를 분석함으로써 가족 문제를 파악할 수 있다.
③ 가족체계이론 : 가족 구성원을 개별적으로 분석함으로써 가족 체계 전체를 이해할 수 있다.
④ 상징적 상호작용이론 : 가족 구성원 간 상호작용이 개인 정체성에 영향을 주므로 내적 가족 역동이 중요하다.

4 범이론적 모형의 변화 6단계

 ㉠ **무관심 단계(계획 전 단계)** : 6개월 이내에 행동 변화의 의지가 없는 단계이다. 자신의 문제를 인지하지 못하거나 과소평가, 회피가 나타난다.

 ㉡ **관심단계(계획단계)** : 문제를 인식하고 6개월 이내에 문제를 해결하고자 하는 의도는 있고 구체적인 계획은 없다.

 ㉢ **준비단계** : 행위 변화 의도와 행동을 결합시킨 단계로 구체적인 실행계획이 잡혀 있는 단계이다. 1개월 내에 건강행동을 하겠다는 의도가 있다.

 ㉣ **실행(행동)단계** : 행동 시작 후 6개월 이내로 행동 변화가 실행되는 단계이다.

 ㉤ **유지단계** : 실행단계에서 시작한 행위 변화를 최소한 6개월 이상 지속하여 생활의 일부분으로 정착하는 단계이다.

 ㉥ **종결단계** : 재발의 위험이 없는 단계로 종결단계 없이 유지단계로 끝나는 경우가 많다.

5 대응단계의 기간 및 후속조치

단계	상황	시작 시점	종료 시점	후속 조치
대응 제1단계	감염병 유증상자 존재	유증상자 발견	의료기관 진료 결과 감염병(의심) 환자 발생을 확인	→ 대응 제2단계
			감염병이 아닌 것으로 확인	→ 예방단계
대응 제2단계	의료기관으로부터 확인받은 감염병 (의심)환자 존재	의료기관 진료 결과 감염병 (의심)환자 발생을 확인	추가 (의심)환자 발생 확인을 통해 유행의심 기준을 충족	→ 대응 제3단계
			기존 (의심)환자가 완치되고 추가 (의심)환자가 미발생	→ 예방단계
대응 제3단계	감염병 (의심)환자 2명 이상 존재	추가 (의심)환자 발생 확인을 통해 유행의심 기준 충족	기존의 모든 (의심)환자가 완치되고 추가 (의심)환자가 미발생	→ 복구단계

6 ③ **가족체계이론** : 가족은 구성원 개개인들의 특성을 합한 것 이상의 실체를 지닌 집합체이다.

정답 및 해설 4.② 5.② 6.③

7 MATCH(Multi-level Approach to Community Health) 모형의 단계별 활동으로 옳지 않은 것은?

① 목적 설정 단계 – 행동요인 및 환경요인과 관련된 목적을 설정한다.
② 중재 계획 단계 – 중재의 대상과 접근 방법을 결정한다.
③ 프로그램 개발 단계 – 사업의 우선순위가 높은 인구집단을 선정한다.
④ 평가 단계 – 사업의 과정, 영향, 결과에 대해 평가한다.

8 부양비에 대한 설명으로 옳은 것은?

① 유년부양비는 생산인구에 대한 0~14세 유년인구의 백분비이다.
② 노년부양비 15 %는 전체 인구 100명당 15명의 노인을 부양하고 있음을 의미한다.
③ 부양비는 경제활동인구에 대한 비경제활동인구의 백분비이다.
④ 비생산인구수가 동일할 때 생산인구수가 증가할수록 부양비가 증가한다.

7 MATCH(Multiple Approach to Community Health) 모형

'목적/목표설정 → 중재 계획 → 프로그램 개발 → 실행 → 평가'의 5단계

1. **목적/목표설정**
   - ㉠ 건강상태 목적(목표) 선정
   - ㉡ 우선순위 목적(목표) 선정
   - ㉢ 건강 행위요인과 관련된 목적(목표) 선정
   - ㉣ 환경요인과 관련된 목적(목표) 선정

2. **중재 계획**
   - ㉠ **중재 목표 파악** : 파악중재활동의 목표가 되는 중재대상 결정
   - ㉡ **중재 목표 선정** : 1단계에서 파악된 건강행동 요인, 환경적 요인, 중재 대상을 조합하여 목표 선정
   - ㉢ **중재 목표를 이루기 위한 매개변인(지식, 태도, 기술 등) 파악**
   - ㉣ **중재 접근방법 선정** : 중재 목표의 수준에 맞게 중재 활동의 종류를 선택

3. **프로그램 개발** : 각 프로그램의 내용적인 구성요소 등 프로그램 개발과 관련된 내용을 상세하게 기술하는 단계

4. **실행**
   - ㉠ 변화 채택을 위한 계획안을 작성하고 자원활동 준비
   - ㉡ 변화를 위한 요구, 준비 정도, 환경적인 지지조건 등에 대한 사안 개발
   - ㉢ 중재가 효과적이라는 증거 수집
   - ㉣ 중재를 통한 변화를 지지하여 줄 수 있는 사회적 지도자나 기관 단체를 파악
   - ㉤ 사회적인 의사 결정권이 있는 사람들과 협조 관계 유지
   - ㉥ 프로그램 수행자들을 모집, 업무 훈련, 수행 업무 모니터 및 지지할 수 있는 시스템 개발

5. **평가**
   - ㉠ **과정평가** : 중재기획과 과정에 대한 유용성, 실제 수행에 대한 정도와 질, 프로그램 수행 후 즉시 나타난 교육적인 효과 등
   - ㉡ **영향평가** : 보건프로그램의 단기적인 결과로 지식, 태도, 기술을 포함한 중간 효과와 행동 변화 또는 환경적인 변화를 포함
   - ㉢ **결과평가** : 장기적인 보건프로그램 효과 측정

8 ② 노년부양비 15%는 생산인구 100명당 15명의 노인을 부양하고 있음을 의미한다.
③ 부양비는 생산인구에 대한 비생산인구의 백분비이다.
④ 비생산인구수가 동일할 때 생산인구수가 증가할수록 부양비는 감소한다.

정답 및 해설 7.③ 8.①

9 다음 글에서 설명하는 학습이론은?

- 보상이나 처벌이 행동의 지속이나 소멸에 영향을 줌
- 개인 고유의 내적 신념과 가치를 무시하는 경향이 있음
- 즉각적인 회환은 학습 향상에 효과적임

---

① 인지주의
② 행동주의
③ 인본주의
④ 구성주의

10 지역사회간호사의 역할에 대한 설명으로 옳지 않은 것은?

① 조정자(coordinator) - 대상자의 행동이 바람직한 방향으로 변화되도록 유도하는 역할
② 의뢰자(refer agent) - 문제해결을 위해 대상자를 적절한 지역사회 자원이나 기관에 연결해주는 역할
③ 사례관리자(case manager) - 대상자의 욕구를 충족시키고 자원을 비용-효과적으로 사용하도록 유도하는 역할
④ 사례발굴자(case finder) - 지역사회 인구 집단 중 서비스가 필요한 개인 및 특정 질환 이환자를 발견하는 역할

11 김씨 가계도(genogram)에 대한 설명으로 옳지 않은 것은?

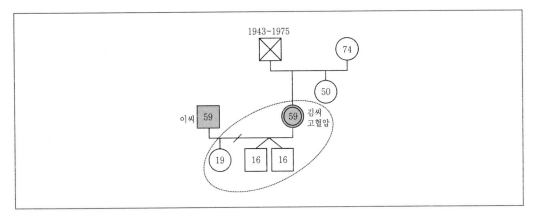

① 김씨는 남편과 이혼한 상태이다.
② 김씨의 아버지는 사망한 상태이다.
③ 김씨의 자녀는 2남 1녀이다.
④ 김씨의 두 아들은 쌍둥이이다.

---

9 행동주의 학습이론은 학습을 경험이나 관찰의 결과로 유기체에게서 일어나는 비교적 영속적인 행동의 변화 또는 행동잠재력의 변화로 정의 내린다. 학습자는 환경의 자극에 대해 수동적으로 반응하는 존재로, 즉각적인 피드백과 적절한 강화가 요구되며 반복학습을 강조한다.

10 ① 조정자(coordinator) − 조정이란 가능한 최대의 유효한 방법으로 대상자의 요구를 충족시키는 최선의 서비스를 조직하고 통합하는 과정을 말한다. 사례관리자와는 다르게 조정자는 다른 건강관리 전문가가 수행한 간호를 계획하지 않는다.

11 ① 김씨는 남편과 별거 상태이다.

정답 및 해설 9.② 10.① 11.①

12 Petak의 재난관리 과정 중 완화 · 예방단계에 해당하는 활동은?

① 생필품 공급

② 부상자의 중증도 분류

③ 위험지도 작성

④ 이재민의 거주지 지원

13 듀발(Duvall)의 가족생활주기 중 진수기 가족이 성취해야 하는 발달과업은?

① 가족계획

② 은퇴와 노화에 대한 적응

③ 자녀의 사회화와 학업 성취 격려

④ 자녀의 출가에 따른 부모 역할 적응

14 지역별 비례사망률에 대한 설명으로 옳지 않은 것은?

(단위 : 명)

지역	당해 연도 특정 원인별 사망자수		당해 연도 총사망자수	당해 연도 총인구수
	결핵	폐암		
A	8	16	400	10,000
B	5	10	500	8,000
C	15	18	1,000	15,000

① 폐암의 비례사망률은 A 지역이 가장 높다.

② 폐암의 비례사망률은 A 지역이 B 지역보다 2배 높다.

③ 결핵의 비례사망률은 A 지역이 가장 높다.

④ 결핵의 비례사망률은 A 지역이 C 지역보다 2배 높다.

15 지역사회 간호사업의 평가에 대한 설명으로 옳지 않은 것은?

① 평가 계획은 사업 수행 단계 전에 수립하여야 한다.
② 평가의 계획 단계부터 주요 이해당사자를 배제한다.
③ 평가 결과는 차기 간호사업 기획에 활용한다.
④ 사업의 목표 달성 정도를 파악하기 위해 효과성 평가를 실시한다.

---

12 Petak의 재난관리 과정 4단계
　-1단계 : 재해의 완화와 예방
　　1단계 재난관리활동
　　• 재난관리책임기관의 장의 재난 예방조치
　　• 국가기반시설의 지정 및 관리
　　• 개발규제나 건축기준, 안전기준 등 법규의 마련
　　• 위험성 분석 및 위험 지도 작성 등
　-2단계 : 재해의 대비와 계획
　-3단계 : 재해의 대응
　-4단계 : 재해 복구

13 듀발의 가족생활주기 8단계 중 진수기 가족 단계 : 첫 자녀 결혼부터 막내 결혼까지 자녀들이 집을 떠나는 단계
　• 부부관계의 재조정
　• 늙어가는 부모들의 부양과 지지
　• 자녀들의 출가에 따른 부모의 역할 적응
　• 성인이 된 자녀와 자녀의 배우자와의 관계 확립, 재배열

14　④ A 지역 결핵의 비례사망률 $\dfrac{8}{400} \times 100 = 2\%$

　　C 지역 결핵의 비례사망률 $\dfrac{15}{1000} \times 100 = 1.5\%$

　결핵의 비례사망률은 A 지역이 C 지역보다 약 1.3배 높다.

15 지역사회 간호사업 평가절차는 평가대상 및 기준설정 → 평가자료 수집 → 설정된 목표와 현재 상태 비교 → 목표 도달 정도의 판단과 분석 → 재계획으로 이루어진다.

정답 및 해설　12.③　13.④　14.④　15.②

16 면허 또는 자격증 관련 실태와 취업상황을 보건복지부장관에게 신고하여야 하는 의료인력만을 모두 고르면?

㉠ 간호사		㉡ 한의사	
㉢ 간호조무사		㉣ 임상병리사	

① ㉠, ㉡

② ㉢, ㉣

③ ㉠, ㉡, ㉢

④ ㉠, ㉡, ㉢, ㉣

17 BPRS(Basic Priority Rating System)를 적용할 때, 우선순위가 가장 높은 건강 문제는?

건강 문제	평가항목		
	건강 문제의 크기 (0~10)	건강 문제의 심각도 (0~10)	사업의 추정 효과 (0~10)
①	5	5	7
②	5	6	6
③	6	5	5
④	7	5	5

16 ㉠ **간호사** : 간호사란 간호학을 전공하는 대학이나 전문대학에서 간호교육을 이수하고 국시원에서 시행하는 간호사 시험에 합격하고 보건복지부장관이 발급하는 면허를 받은 자를 말한다.

㉡ **한의사** : 한의사란 응시자격을 갖춘 자가 국시원에서 시행하는 한의사 시험에 합격한 후, 보건복지부장관의 면허를 받은 자를 말한다.

㉢ **간호조무사** : 간호조무사란 고등학교 이상 학력자가 1,520시간의 간호조무사 교육을 이수하고 보건의료인국가시험원에서 시행하는 간호조무사 국가시험에 합격한 후 보건복지부장관의 자격인정을 받은 자를 말한다.

㉣ **임상병리사** : 임상병리사란 임상병리사 면허에 상응하는 보건의료에 관한 학문을 전공하는 대학·산업대학 또는 전문대학을 졸업한 자가 국시원에서 시행하는 임상병리사 시험에 합격한 후, 보건복지부장관의 면허를 발급받은 자를 말한다.

17 BPRS 방식은 $(A+2B)\times C$ 공식에 따라 점수를 계산하여 우선순위를 결정한다.
A 문제의 크기(건강문제를 가진 인구 비율, 만성질환 유병률, 급성질환 발병률 등)
B 문제의 심각도(긴급성, 중증도, 경제적 손실, 타인에게 미치는 영향 등)
C 사업의 추정효과(사업의 최대효과와 최소효과 추정 등)
㉠ 사용자의 주관적 판단에 의거하여 우선순위를 결정하기도 한다.
㉡ 경제적 손실은 문제의 심각도와 관련된다.
㉢ 건강문제를 가진 인구 비율은 문제의 크기와 관련된다.

정답 및 해설 16.④ 17.①

18 다음 ㉠, ㉡에 들어갈 용어로 옳게 짝 지은 것은?

> (㉠) - 감염병 일차 환자(primary case)에 노출된 감수성자 중 해당 질병의 잠복기 동안에 발병한 사람의 비율
> (㉡) - 병원체가 현성 감염을 일으키는 능력으로, 감염된 사람 중 현성 감염자의 비율

	㉠	㉡
①	평균 발생률	병원력
②	평균 발생률	감염력
③	이차 발병률	병원력
④	이차 발병률	감염력

19 다음 글에서 설명하는 「산업재해보상보험법」상 보험급여는?

> 업무상 사유로 부상을 당하거나 질병에 걸린 근로자에게 요양으로 취업하지 못한 기간에 대하여 지급하되, 1일당 지급액은 평균임금의 100분의 70에 상당하는 금액으로 한다. 다만, 취업하지 못한 기간이 3일 이내이면 지급하지 아니한다.

① 요양급여
② 장해급여
③ 간병급여
④ 휴업급여

20 Smilkstein이 개발한 가족기능 평가도구(Family APGAR)의 평가영역이 아닌 것은?

① 가족의 적응 능력(adaptation)

② 가족 간의 성숙도(growth)

③ 가족 간의 애정 정도(affection)

④ 가족이 가진 자원의 크기(resource)

---

18 −이차발생률 : 집단의 감수성이 있는 사람들 중에서 해당 병원체의 최장잠복기내에 발병하는 환자의 비율

　−병원력
- 병원체가 감염된 숙주에서 질병을 일으키는 힘
- 감염된 모든 사람들에 대한 환자 수, 현성증상을 발현하게 하는 정도

19 산업재해보상보험법 제52조 … 휴업급여는 업무상 사유로 부상을 당하거나 질병에 걸린 근로자에게 요양으로 취업하지 못한 기간에 대하여 지급하되, 1일당 지급액은 평균임금의 100분의 70에 상당하는 금액으로 한다. 다만, 취업하지 못한 기간이 3일 이내이면 지급하지 아니한다.

20 가족기능 영역 5가지 평가항목
　㉠ 가족의 적응능력(Adaptation) : 가족위기 때 문제 해결을 위한 내·외적 가족자원 활용 능력의 정도
　㉡ 가족 간의 동료의식 정도(Partnership) : 가족 구성원끼리 동반자 관계에서 의사결정을 하고 서로 지지하는 정도
　㉢ 가족 간의 성숙도(Growth) : 가족 구성원 간의 상호지지와 지도를 통한 신체적·정서적 충만감을 달성하는 정도
　㉣ 가족 간의 애정 정도(Affection) : 가족 구성원 간의 돌봄과 애정적 관계
　㉤ 문제해결(Resolve) : 가족 구성원들이 다른 구성원의 신체적·정서적 지지를 위해 서로 시간을 내어주는 정도

정답 및 해설　18.③　19.④　20.④

1 〈보기〉에 나타난 지역사회간호사의 역할로 가장 옳은 것은?

> 〈보기〉
> 코로나19(COVID-19) 사태에서 사회적 약자들이 방치되는 것을 방지하기 위해 지역사회의 차상위계층, 기초생활수급자, 독거노인, 신체장애인에 전화를 걸어 호흡기 등의 건강상태와 정신건강 상태를 확인하였다.

① 상담자

② 사례관리자

③ 교육자

④ 변화촉진자

2 A간호사는 지역 보건소에 처음 발령을 받고 주민센터 동장님을 만나 지역사회 건강 문제에 대한 의견을 물어보았다. 이때의 자료수집 방법으로 가장 옳은 것은?

① 정보원 면담

② 설문지 조사

③ 차창 밖 조사

④ 참여관찰

3 간호사는 금연 교육 프로그램을 기획하고 학습목표를 기술하였다. 블룸(Bloom)의 인지적 학습목표에 따를 때, 가장 높은 수준에 해당하는 것은?

① 대상자는 심장질환과 니코틴의 작용을 관련지어 말할 수 있다.
② 대상자들은 자신들이 계획한 금연계획을 실천가능성에 따라 평가한다.
③ 대상자들은 흡연으로 인한 증상과 자신에게서 나타나는 증상을 비교한다.
④ 대상자들은 금연방법을 참고하여 자신의 금연계획을 작성한다.

---

1 사례관리자 ··· 지역사회에 거주하고 있는 고위험군을 발굴하여 대상자의 문제를 사정, 계획, 수행, 평가하고 지역사회 내의 다양한 보건의료서비스로 연계시켜 준다.

2 정보원 면담 ··· 지역사회의 공식·비공식 지역지도자의 면담을 통해 자료를 수집하는 방법이다.

3 Bloom이 제시한 인지적 영역 학습목표의 수준을 낮은 수준부터 높은 수준으로 나열하면 지식→이해→적용→분석→종합→평가이다.

정답 및 해설 1.② 2.① 3.②

4 「학교보건법」에 근거한 학교의 장의 업무로 가장 옳지 않은 것은?

① 학생 건강검사 결과 질병에 감염된 학생에 대하여 질병의 치료에 필요한 조치를 하여야 한다.

② 학생 정신건강 상태를 검사한 결과 필요하면 해당학생에 대해 의료기관을 연계하여야 한다.

③ 안전사고를 예방하기 위하여 학생에 대한 안전교육 및 그 밖에 필요한 조치를 하여야 한다.

④ 학생이 새로 입학한 날로부터 180일 이내에 시장·군수 또는 구청장에게 예방접종증명서를 발급받아 예방접종을 모두 받았는지를 검사한 후 이를 교육정보시스템에 기록하여야 한다.

5 〈보기〉는 보건소에서 실시하는 방문건강관리사업의 일부이다. 이에 해당하는 사례관리의 단계로 가장 옳은 것은?

〈보기〉
- 전문 인력의 판단과 팀 구성에 따라 건강관리서비스 내용 조정
- 서신발송, 전화, 방문, 내소, 자원연계 실시

① 요구사정

② 목표설정 및 계획수립

③ 대상자 선정 및 등록

④ 개입 및 실행

6 작업환경 관리의 기본원리 중 대치에 해당하는 것은?

① 교대근무를 실시하도록 한다.

② 페인트를 분무하던 것을 전기이용 흡착식 분무로 한다.

③ 개인용 위생보호구를 착용하도록 한다.

④ 인화물질이 든 탱크 사이에 도랑을 파서 제방을 만든다.

7 UN에서 발표한 새천년개발목표(Millennium Development Goals, MDGs)에 해당하지 않는 것은?

① 절대빈곤 및 기아 퇴치
② 모든 사람의 건강한 삶을 보장하고 웰빙을 증진
③ 보편적 초등교육 실현
④ 지속가능한 환경의 확보

---

4 ④ 학교보건법 제10조 … 초등학교와 중학교의 장은 학생이 새로 입학한 날부터 90일 이내에 시장·군수 또는 구청장에게 예방접종증명서를 발급받아 예방접종을 모두 받았는지를 검사한 후 이를 교육정보시스템에 기록하여야 한다.

5 사례관리의 과정
　㉠ **사정단계** : 다학제 팀이 함께 사정하여 문제를 확인한다.
　㉡ **계획단계** : 확인된 문제의 해결을 위한 구체적인 개입 계획과 평가계획을 세운다.
　㉢ **수행단계** : 문제의 우선순위에 따라 실제 대상자에게 필요한 다양한 자원을 활용한다. 지역사회 자원을 이용한 새로운 사회적 지지망을 구축한다.
　㉣ **평가단계** : 대상자에게 제공된 서비스, 대상자의 변화 등을 고려하여 사례관리의 효과성과 효율성을 분석하고 피드백을 제공한다.

6 작업환경 관리의 기본원리
　㉠ **대치** : 변경의 의미로써 공정변경, 시설변경, 물질변경 등이 있다.
　㉡ **격리** : 작업장과 유해인자 사이에 물체, 거리, 시간 등을 격리하는 원리이다.
　㉢ **환기** : 오염된 공기를 작업장으로부터 제거하고 신선한 공기로 치환하는 원리이다.
　㉣ **교육 및 훈련** : 관리자, 기술자, 감독자, 작업자를 교육·훈련하여 관리하는 원리이다.
　㉤ **작업환경의 정비**

7 UN의 새천년 개발목표
　㉠ 절대빈곤 및 기아퇴치
　㉡ 보편적 초등교육 실현
　㉢ 양성평등 및 여성능력의 고양
　㉣ 유아사망률 감소
　㉤ 모성보건 증진
　㉥ AIDS 등의 질병 퇴치
　㉦ 지속가능한 환경 확보
　㉧ 개발을 위한 글로벌 파트너십 구축

정답 및 해설　4.④　5.④　6.②　7.②

8 〈보기〉에서 설명하는 의료비 지불제도로 가장 옳은 것은?

〈보기〉
- 진단, 치료, 투약과 개별행위의 서비스를 총합하여 의료행위를 한 만큼 보상하는 방식이다.
- 서비스 행위에 대한 보상을 일단 점수로 받고, 그 점수들을 일정비율에 의해서 금액으로 환산하여 의료비 총액을 계산하는 방법인 점수제의 형태로 많이 사용된다.
- 종류로는 시장기능에 의해 수가가 결정되는 관행수가제와 정부와 보험조합의 생산원가를 기준으로 계산한 후 의료수가를 공권력에 의해 강제 집행하는 제도수가제가 있다.
- 장점으로 의료인의 자율성 보장, 양질의 서비스 제공을 들 수 있다.

① 인두제
② 봉급제
③ 행위별수가제
④ 총액예산제(총괄계약제)

9 〈보기〉와 같은 인구 구조를 가진 지역사회의 2020년 6월 13일 현재 인구 구조를 나타내는 지표 값으로 가장 옳은 것은?

〈보기〉

〈단위 : 명〉

연령(세)	남	여	계
0-14	700	900	1600
15-64	1600	1600	3200
65 이상	700	700	1400
계	3000	3200	6200

- 2020년 6월 13일 현재

① 유년부양비는 $(1600/6200) \times 100$이다.
② 노년부양비는 $(1400/1600) \times 100$이다.
③ 2차 성비는 $(3200/3000) \times 100$이다.
④ 3차 성비는 $(3000/3200) \times 100$이다.

10 〈보기〉에서 설명하는 가족건강사정도구로 가장 옳은 것은?

> 〈보기〉
> 가족 중 가장 취약한 구성원을 중심으로 부모형제관계, 친척관계, 친구와 직장동료 등 이웃관계, 그 외 지역사회와의 관계를 그려봄으로써 취약 가족구성원의 가족 하위체계뿐만 아니라 가족 외부체계와의 상호작용을 파악할 수 있다.

① 외부체계도
② 사회지지도
③ 가족밀착도
④ 가계도

---

8 ① **인두제** : 등록환자수 또는 실이용자수를 기준으로 일정액을 보상받는 방식이다.
   ② **봉급제** : 서비스의 양이나 제공받는 사람의 수에 상관없이 일정 기간에 따라 보상받는 방식이다.
   ④ **총액예산제(총괄계약제)** : 지불자 측(보험자)과 진료자 측이 사전에 일정기간 동안의 진료보수 총액에 대한 계약을 체결하고, 계약된 총액범위 내에서 의료서비스를 이용하는 제도이다.

9 ④ 3차 성비는 현재 인구의 성비이다. 성비 $= \dfrac{\text{남자수}}{\text{여자수}} \times 100$

   ① 유년부양비 $= \dfrac{0 \sim 14\text{세인구수}}{15 \sim 64\text{세인구수}} \times 100$

   ② 노년부양비 $= \dfrac{65\text{세이상인구수}}{15 \sim 64\text{세인구수}} \times 100$

   ③ 2차 성비는 출생 시의 성비이다.

10 ① **외부체계도** : 가족과 외부와의 다양한 상호작용을 한눈에 파악할 수 있도록 한 것이다.
   ③ **가족밀착도** : 가족을 이해함에 있어 가족의 구조뿐만 아니라 구조를 구성하고 있는 관계의 본질을 파악한다.
   ④ **가계도** : 가족구조도로 가족 전체의 구성과 구조를 한눈에 볼 수 있도록 고안된 그림(도식화)으로 3세대 이상에 걸친 가족 구성원에 관한 정보와 그들 간의 관계를 도표로 기록하는 방법이다.

정답 및 해설 8.③ 9.④ 10.②

11 〈보기〉에서 설명하는 지구온난화 및 기후변화 대비 협약으로 가장 옳은 것은?

〈보기〉

2015년에 채택되었으며 지구 평균온도 상승폭을 산업화 이전 대비 2℃ 이상 상승하지 않도록 합의

① 몬트리올 의정서

② 바젤협약

③ 파리협약

④ 비엔나협약

12 〈보기〉에서 설명하는 작업환경에서의 건강장애로 가장 옳은 것은?

〈보기〉

옥외 작업환경에서 격심한 육체노동을 지속하는 경우 일어나는 현상이다. 중추성 체온조절 기능장애로서, 체온 방출 장애가 나타나 체내에 열이 축적되고 뇌막혈관의 충혈과 뇌내 온도 상승에 의해 발생한다. 땀을 흘리지 못하여 체온이 41~43℃까지 급격히 상승하여 혼수상태에 이를 수 있으며, 피부 건조가 나타나게 된다.

① 열피로(heat exhaustion)

② 열경련(heat cramp)

③ 열사병(heat stroke)

④ 열실신(heat syncope)

13 〈보기〉에 제시된 우리나라 지역사회간호 관련 역사를 시간순으로 바르게 나열한 것은?

〈보기〉

㈎ 「산업안전보건법」의 제정으로 보건담당자인 간호사가 상시근로자 300명 이상인 사업장에 배치되었다.

㈏ 「노인장기요양보험법」의 제정으로 노인장기요양사업이 활성화되었다.

㈐ 「국민건강증진법」이 제정되어 지역사회 간호사의 역할이 더욱 확대되는 계기가 되었다.

㈑ 「의료법」의 개정으로 전문간호사 영역이 신설되어 가정, 보건, 노인, 산업 등의 지역사회 실무가 강화되었고, 이후 13개 분야로 확대되었다.

① ㈎-㈏-㈐-㈑

② ㈎-㈐-㈑-㈏

③ ㈏-㈐-㈑-㈎

④ ㈐-㈎-㈑-㈏

---

11 ① **몬트리올 의정서** : 오존층 파괴물질인 염화불화탄소(CFCs)의 생산과 사용을 규제하려는 목적에서 제정한 협약이다.

② **바젤협약** : 유해폐기물의 국가 간 교역통제협약이다.

④ **비엔나협약** : 오존층 보호를 위한 국제협약이다.

12 **열사병**(heat stroke) … 고온, 다습한 환경에 노출될 때 갑자기 발생해 심각한 체온조절장애를 일으킨다. 중추신경계통의 장해, 전신의 땀이 배출되지 않음으로 인해 체온상승(직장온도 40도 이상) 등을 일으키며, 생명을 잃기도 한다. 태양광선에 의한 열사병은 일사병이라고도 하며 우발적이거나 예기치 않게 혹심한 고온 조건에 노출될 경우 잘 발생한다. 열사병은 체온조절중추의 장애가 원인이므로 체온을 낮추기 위해 옷을 벗기고 찬물로 몸을 닦는다.

13 ㈎ 1981년

㈐ 1995년

㈑ 2003년

㈏ 2007년

정답 및 해설 11.③ 12.③ 13.②

14 지역사회 간호과정에서 목표 설정 시 고려해야 할 사항으로 가장 옳지 않은 것은?

① 추상성

② 관련성

③ 성취가능성

④ 측정가능성

15 SWOT 분석의 전략을 옳게 짝지은 것은?

① SO 전략-다각화 전략

② WO 전략-공격적 전략

③ ST 전략-국면전환 전략

④ WT 전략-방어적 전략

16 〈보기〉에서 설명하는 학습이론으로 가장 옳은 것은?

〈보기〉

학습이란 개인이 이해력을 얻고 새로운 통찰력 혹은 더 발달된 인지구조를 얻는 적극적인 과정이다. 이러한 학습은 동화와 조절을 통해 이루어진다. 동화란 이전에 알고 있던 아이디어나 개념에 새로운 아이디어를 관련시켜 통합하는 것이다. 학습자는 자신의 인지구조와 일치하는 사건을 경험할 때는 끊임없이 동화되며 학습하지만 새로운 지식이나 사건이 이미 갖고 있는 인지구조와 매우 달라서 동화만으로 적응이 어려울 때는 조절을 통해 학습하고 적응한다.

---

① 구성주의 학습이론

② 인본주의 학습이론

③ 인지주의 학습이론

④ 행동주의 학습이론

17 1952년 영국 런던에서 대기오염으로 대규모의 사상자를 발생시킨 주된 원인물질은?

① SO2(아황산가스)

② CO2(이산화탄소)

③ O3(오존)

④ NO2(이산화질소)

---

14 목표설정기준

㉠ **구체성** : 목표는 구체적으로 기술하여야 한다.

㉡ **측정가능성** : 목표는 측정 가능하여야 한다.

㉢ **적극성&성취가능성** : 목표는 진취적이면서 성취 가능한 현실적인 것이어야 하나, 별다른 노력 없이도 달성되는 소극적인 목표는 안 된다.

㉣ **연관성** : 사업목적 및 문제해결과 직접 관련성이 있어야 한다. 즉, 해당 건강문제와 인과관계가 있어야 한다.

㉤ **기한** : 목표달성의 기한을 밝혀야 한다.

15 ① SO 전략–공격적 전략

② WO 전략–국면전환 전략

③ ST 전략–다각화 전략

16 **인지주의 학습이론** : 학습이란 학습자가 기억 속에서 학습사태에서 일어나는 여러 가지 사상에 관한 정보를 보존하고 조직하는 인지구조를 형성함으로써 일어나는 현상이다.

17 1952년에 영국 런던에서 1만2천명이 사망하는 대기오염 사건이 있었다. '그레이트 스모그'로 알려진 런던 스모그 대기오염 사건이다. 주된 원인물질은 아황산가스였다.

정답 및 해설 14.① 15.④ 16.③ 17.①

18 고혈압에 대한 2차 예방 활동으로 가장 옳은 것은?

① 금연

② 체중조절

③ 직장 복귀

④ 고혈압 검진

19 흡연과 뇌졸중 발생의 관계를 알아보기 위해 환자-대조군 연구를 실시하여 〈보기〉와 같은 결과를 얻었다. 흡연과 뇌졸중 발생 간의 교차비(odds ratio)는?

〈보기〉

〈단위: 명〉

		뇌졸중		계
		유	무	
흡연	유	30	70	100
	무	10	90	100
계		40	160	200

① $(30 \times 70)/(10 \times 90)$

② $(30 \times 10)/(70 \times 90)$

③ $(30 \times 100)/(10 \times 100)$

④ $(30 \times 90)/(70 \times 10)$

20 보건사업 평가유형과 그에 대한 설명을 옳게 짝지은 것은?

① 내부평가-평가결과에 대한 신뢰성 문제가 제기될 수 있다.

② 외부평가-보건사업의 고유한 특수성을 잘 반영하여 평가할 수 있다.

③ 질적평가-수량화된 자료를 이용한 통계적 분석을 주로 한다.

④ 양적평가-평가기준의 신뢰성과 객관성을 보장받기 어렵다.

18 2차 예방 : 질병의 조기발견 및 조기치료를 목표로 질병의 전구기·잠복기의 증상 등의 사정과 병원을 중심으로 하는 환자간호를 제공

19 교차비란, 질병이 있는 경우 위험인자 유무의 비와 질병이 없는 경우 위험인자 유무의 비의 비를 말한다. 환자 −대조군 연구에서 주로 사용하며, 통계분석에서 수학적인 장점이 있다.

20 내부평가 … 보건사업에 관련된 인사가 내부적으로 보건사업을 평가하는 것이다. 내부평가는 형성평가에 적합하며 평가자가 사업의 내용을 속속들이 알고 있기 때문에 외부평가에 비해 정확할 수는 있으나, 이해관계가 얽혀 있어 객관적이고 공정한 태도로 평가하기 어려운 경우가 많으며, 처음에 의도하지는 않았지만 결과적으로 나타난 효과들을 간과하기 쉽다는 단점이 있다.

정답 및 해설 18.④ 19.④ 20.①

1 A 지역의 노년부양비(%)는?

연령(세)	A 지역 주민 수(명)
0~14	100
15~64	320
65 이상	80

① 16

② 20

③ 25

④ 30

2 고혈압관리프로그램을 평가할 경우 평가도구의 신뢰도를 확보하기 위한 질문은?

① 혈압계를 동일인에게 반복 사용할 때 일정한 값을 갖는가

② 설문항목이 응답하기에 수월한가

③ 혈압계 구입비용이 경제적인가

④ 설문지는 고혈압관리 목표를 제대로 측정하고 있는가

3 다음에 해당하는 근로자의 건강관리구분은?

직업성 질병으로 진전될 우려가 있어 추적검사 등 관찰이 필요한 근로자

① C_1

② C_2

③ D_1

④ D_2

4 다음에 해당하는 근로자 건강진단은?

> • 근로자는 법적 유해인자에 노출된 작업을 하고 있다.
> • 근로자는 직업성 천식 증상을 호소하였다.
> • 이에 사업주는 건강진단 실시를 계획하고 있다.

① 수시건강진단   ② 일반건강진단
③ 임시건강진단   ④ 배치전건강진단

---

1 노년부양비 = 65세 이상 인구수 / 15~64세 인구 수 × 100

2 신뢰도 : 평가도구가 믿을 만한가? 즉 측정하고자 하는 내용을 정확하게, 오차 없이 측정할 수 있는가를 말한다.

3 근로자 건강관리구분

건강관리구분		의미
A	건강인(정상)	건강관리상 사후관리가 필요없는 자
C_1	직업병 요관찰자	직업성 질병으로 진전될 우려가 있어 추적검사 등 관찰이 필요한 자
C_2	일반질병 요관찰자	일반질병으로 진전될 우려가 있어 추적관찰이 필요한자
D_1	직업병 유소견자	직업성 질병의 소견을 보여 사후관리가 필요한 자
D_2	일반질병 유소견자	일반질병의 소견을 보여 사후관리가 필요한 자
R	제2차 건강진단 대상자	일반건강진단에서의 질환의심자
U	판정 불가	퇴직 등의 사유로 건강관리구분을 판정할 수 없는 근로자

4 수시건강진단 : 급성으로 발병하거나 정기적 건강진단으로는 발견하기 어려운 직업성 질환을 조기진단하기 위해 시행함
　㉠ 대상자 : 특수 건강진단 대상업무로 인하여 유해인자에 의한 직업성 천식, 직업성 피부염, 그 밖에 건강장애를 의심하게 하는 증상을 보이거나 의학적 소견이 있는 근로자
　㉡ 실시 항목
　　• 특수 건강진단 대상 유행인자 : 특수 건강진단 항목에 준함
　　• 직업성 천식, 직업성 피부질환

정답 및 해설 　1.③　2.①　3.①　4.①

5 지역사회에서 활동하고 있는 인력과 법적근거를 바르게 연결한 것은?

① 보건진료 전담공무원 – 「지역보건법」   ② 보건관리자 – 「의료급여법」

③ 보건교육사 – 「국민건강증진법」   ④ 가정전문간호사 – 「노인복지법」

6 다음에서 설명하는 개념은?

> 감수성이 있는 집단에서 감염성이 있는 한 명의 환자가 감염가능기간 동안 직접 감염시키는 평균 인원 수

① 발생률   ② 집단면역

③ 유병률   ④ 기본감염재생산수

7 우리나라 사회보험이 아닌 것은?

① 노인장기요양보험   ② 의료급여

③ 국민연금   ④ 산업재해보상보험

8 다음 (개)에 들어갈 장기요양서비스는?

> • 장기요양등급을 인정받은 A 노인은 치매를 앓고 있으며 종일 신체활동 및 가사활동의 지지가 필요하다.
> • A 노인을 부양하고 있는 아들부부가 3일간 집을 비워야 하는 상황이다.
> • 이 기간 동안 A 노인을 돌볼 다른 가족이 없어 아들 부부는   (개)   를(을) 이용하고자 한다.

① 방문요양   ② 주·야간보호

③ 단기보호   ④ 방문간호

5 ① 보건진료 전담공무원 : 농어촌 보건의료를 위한 특별조치법
② 보건관리자 : 산업안전보건법
④ 가정전문간호사 : 의료법

6 ① 발생률 : 질병에 걸릴 확률 혹은 위험도를 직접 추정 가능하게 하는 측정
② 집단면역 : 지역사회 혹은 집단에 병원체가 침입하여 전파하는 것에 대한 집단의 저항성을 나타내는 지표
③ 유병률 : 어떤 시점 혹은 일정기간 동안에 특정 시점 혹은 기간의 인구 중 존재하는 환자의 비율
④ 기본감염재생산수 : 한 인구집단 내에서 특정 개인으로부터 다른 개인으로 질병이 확대되어 나가는 잠재력

7 사회보험의 종류

소득보장	의료보장	노인요양
산재보험 연금보험 고용보험 상병수당	건강보험 산재보험	노인장기요양보험

8 노인장기요양보험법
① 방문요양 : 장기요양요원이 수급자의 가정 등을 방문하여 신체활동 및 가사활동 등을 지원하는 장기요양 급여
② 주·야간보호 : 하루 중 일정한 시간동안 장기요양기관에 보호하여 신체활동 지원 및 심신기능의 유지 향상을 위한 교육, 훈련 등을 제공하는 장기요양급여
③ 단기보호 : 일정기간 동안 장기요양기관에 보호하여 신체활동 지원 및 심신기능의 유지 향상을 위한 교육, 훈련 등을 제공하는 장기요양급여
④ 방문간호 : 수급자의 가정 등을 방문하여 간호, 진료의 보조, 요양에 관한 상담 또는 구강위생 등을 제공하는 장기요양급여

정답 및 해설 5.③ 6.③ 7.② 8.③

9 지역사회간호활동 중 2차 예방에 대한 설명으로 옳은 것은?

① 보건교사가 여성 청소년의 자궁경부암 예방접종률을 높이기 위해 가정통신문 발송
② 보건소 간호사가 결핵환자에게 규칙적인 결핵약 복용 지도
③ 방문건강관리 전담공무원이 재가 뇌졸중 환자의 재활을 위해 운동요법 교육
④ 보건소 간호사가 지역주민을 대상으로 흡연이 신체에 미치는 영향에 대해 교육

10 다음에 해당하는 역학적 연구방법은?

> • 초등학교에서 식중독 증상을 보이는 학생군과 식중독 증상을 보이지 않는 학생군을 나누어 선정한다.
> • 식중독 유발 의심요인을 조사하고, 식중독 유발 의심요인과 식중독 발생과의 관계를 교차비(odds ratio)를 산출하여 파악한다.

① 코호트 연구   ② 실험역학 연구
③ 기술역학 연구   ④ 환자-대조군 연구

11 다음은 오마하(Omaha) 문제분류체계의 수준에 따른 사례이다. ㈎에 들어갈 용어는?

영역	문제	㈎	증상/징후
생리적	전염성 상태	지역사회, 실제적	감염 발열 양성의 감별검사

① 초점   ② 판단
③ 구성요소   ④ 수정인자

9 지역사회 간호활동

ⓐ 1차 예방 : 건강유지 및 증진, 질병예방을 목표로 하는 환경위생 및 보존, 식수보존, 주거환경, 식품관리, 예방접종, 영양개선 등의 활동

ⓑ 2차 예방 : 질병의 조기발견 및 조기치료를 목표로 질병의 전구기·잠복기의 증상 등의 사정과 병원을 중심으로 하는 환자간호를 제공

ⓒ 3차 예방 : 기능의 극대화, 재활을 목표로 하는 치료를 통한 기능회복 및 장애의 최소화를 위한 활동

10 ① 코호트 연구 : 같은 특성을 지닌 집단을 말하는 것으로, 건강한 사람을 대상으로 조사하고자 하는 여러 특성을 지닌 소집단으로 나누어 시간이 경과함에 따라 달라지는 각 집단에서의 질병발생률을 비교·관찰하는 방법

② 실험역학 연구 : 일반적으로 역학적 연구에서의 마지막 단계의 연구로써, 질병의 원인이나 건강증진, 질병예방 등에 관여하는 요인을 인위적으로 변동시켜보고 이로 인한 영향을 분석하는 방법

③ 기술역학 연구 : 건강 수준, 질병양상에 대해 있는 그대로의 상황을 관찰·기록한다. 발생한 사건을 단순하게 세어서 관찰집단 전체에서의 비율로 계산하여 사건이 발생한 대상자의 인적 속성·시간적 속성·자연적 속성별 빈도와 비율에 따라 분류하며, 각 변수별로 나타나는 분포의 차이가 유의한 것인지 통계적 검증방법을 이용

④ 환자-대조군 연구 : 연구하고자 하는 이환된 집단과 질병이 없는 군을 선정하여 질병발생과 관련이 있다고 의심되는 요인들과 질병발생과의 원인관계를 규명하는 연구방법

11 오마하 문제분류체계

① 1단계 : 영역분류(4영역)

② 2단계 : 문제(42개)

③ 3단계 : 수정인자

④ 4단계 : 증상/징후(378개)

정답 및 해설 9.② 10.④ 11.④

12 다음에 해당하는 학습이론은?

> 채소를 먹으면 어머니에게 보상을 받았던 학습경험을 통해 편식을 하는 아동이 자발적으로 채소를 먹게 되었다.

① 구성주의 학습이론
② 인지주의 학습이론
③ 인본주의 학습이론
④ 행동주의 학습이론

13 재난관리를 위해 대피소 운영, 비상의료지원, 중증도 분류가 이루어지는 단계는?

① 예방단계
② 대비단계
③ 대응단계
④ 복구단계

14 교육중심 비만예방관리사업 시 보건사업평가 유형에 따른 내용으로 옳은 것은?

① 구조평가 : 투입된 인력의 종류와 수, 교육 횟수, 교육실의 넓이
② 과정평가 : 교육 내용의 질, 교육 일정 준수, 사업 참여율
③ 적합성평가 : 사업 만족도, 목표 달성도, 교육 인력의 전문성
④ 결과평가 : 비만율 변화 정도, 사업 예산 규모, 사업 요구도의 크기

12 ① **구성주의 학습이론** : 자신의 개인적인 경험에 근거해서 독특하고 개인적인 해석을 내리는 능동적이며 개인적인 과정을 의미하는 학습이론. 지식이란 인간이 처한 상황의 맥락 안에서 사전 경험에 의해 개개인의 마음에 재구성하는 것이라고 주장한다.

② **인지주의 학습이론** : 학습이란 학습자가 기억 속에서 학습사태에서 일어나는 여러 가지 사상에 관한 정보를 보존하고 조직하는 인지구조를 형성함으로써 일어나는 현상이다. 학습은 본질적으로 내적인 사고과정의 변화이기에 개인이 환경으로부터 받은 자극이나 정보를 어떻게 지각하고 해석하고 저장하는가에 관심을 둔다.

③ **인본주의 학습이론** : 심리학에 근본을 두고 있으며 학습은 개인이 주위 환경과의 능동적인 상호작용을 통하여 자아성장과 자아실현을 이루는 과정이다. 학습자가 자발적인 사람이기 때문에 교육자의 역할은 학습자의 요청에 반응하는 것이며 교사는 촉진자, 조력자, 격려자가 되어야 한다.

④ **행동주의 학습이론** : 학습은 환경에서 일어나는 행위변화가 관찰되는 상황에서 새로운 건강습관이 결정될 때 이루어진다. 주위 사람들의 어떤 행동이나 그 결과에 대해 격려나 보상 및 처벌을 주느냐에 따라 행동의 지속이나 소멸이 나타난다.

13 Petak의 4단계 재난과정

예방 및 완화단계	• 어떠한 위험이 있는지를 살펴보고 위험이 발견되었을 때 어떻게 할 것인가를 결정하는 것이다. • 위험지도의 작성이나 위험 요인을 줄여 재난발생의 가능성을 낮추는 프로그램을 수행하는 단계
대비단계	• 재난발생 가능성이 높은 경우 비상시에 대비한 계획을 수립하거나 재난사태 발생에 대한 대응능력을 유지하는 과정이다. • 즉 비상시 효과적인 대응을 하기위해 취해지는 준비활동이다.
대응단계	• 재난발생 직전 도중 직후에 인명을 구조하고 재난피해를 최소화하여 복구효과를 증진시키기 위한 단계로 가장 중요한 과정이다. • 재해에 의해 나타나는 문제에 대한 즉각적인 조치를 하는 시기이다.
복구단계	• 재해의 모든 측면이 회복되는 단계 • 영향을 받은 지역은 물리적, 환경적, 경제적, 사회적 안정이 어느 정도 성취되는 시기이다.

14 Donabedian 3가지 평가범주

투입평가(구조평가)	장소, 기구, 도구, 물품, 인력, 예산
진행평가(과정평가)	• 대상자의 적절성 • 프로그램 참여율 • 교재의 적절성
결과평가	• 효과(지식변화, 행위변화, 사업목표 달성) • 효율 : 사업으로 인해 변화된 결과 • 대상자 및 간호사의 만족도

정답 및 해설 12.④ 13.③ 14.④

15 다음에서 설명하는 지역사회 간호활동은?

> • 목표를 향하여 계획대로 진행되고 있는지 관련 기록을 감사한다.
> • 도구소독법, 물품의 비축, 상병자 간호, 보건교육 등 업무가 원활하게 수행되는지 관찰한다.
> • 지역사회 주민들과의 대화를 통해 주민의 요구와 사업이 부합되는지 파악한다.

① 조   ② 옹호
③ 감독   ④ 사례관리

16 가족사정도구에 대한 설명으로 옳은 것은?

① 가계도 : 3대 이상에 걸친 가족구성원에 관한 정보와 이들의 관계를 도표로 기록하는 방법으로 복잡한 가족 형태를 한눈에 볼 수 있다.
② 가족밀착도 : 가족과 이웃, 외부 기관 등과의 상호관계와 밀착 정도를 도식화한 것이다.
③ 사회지지도 : 가족 중 부부를 중심으로 부모, 형제, 친척, 친구, 직장 동료와 이웃 및 지역사회의 지지 정도와 상호작용을 파악할 수 있다.
④ 가족생활사건 : 가족의 역사 중에서 가족에게 영향을 주었다고 생각되는 중요한 사건들을 순서대로 열거하고, 가족에게 미친 영향을 파악하는 것이다.

17 위암 조기발견을 위한 위내시경 검사의 특이도에 대한 설명으로 옳은 것은?

① 위암이 없는 검사자 중 위내시경 검사에서 음성으로 나온 사람의 비율
② 위암이 있는 검사자 중 위내시경 검사에서 양성으로 나온 사람의 비율
③ 위내시경 검사에서 음성인 사람 중 위암이 없는 사람의 비율
④ 위내시경 검사에서 양성인 사람 중 위암이 있는 사람의 비율

18 다음에서 설명하는 보건사업기획 모형은?

> • 보건사업전략이 생태학적인 여러 차원에 단계적으로 영향을 주도록 고안되었다.
> • 질병이나 사고에 대한 위험요인과 예방방법이 알려져 있고 우선순위가 정해져 있을 때 적합한 방법이다.

① PATCH (planned approach to community health)
② MATCH (multi-level approach to community health)
③ MAPP (mobilizing for action through planning and partnerships)
④ NIBP (needs/impact-based planning)

---

15 지역사회 간호사의 관리자(감독) 역할 : 가족의 간호를 감독하며 업무량을 관리하고 건강관리실, 보건실을 운영하거나 지역사회보건계획을 수립하고 있다.

16 가족사정도구
 ㉠ 가족구조도(가계도) : 3세대 이상에 걸친 가족구성원에 관한 정보와 그들 간의 관계를 도표로 기록하여 복잡한 가족유형의 형태를 한눈에 볼 수 있도록 한 도구로 가계도를 그리는 방법
 ㉡ 가족밀착도 : 현재 동거하고 있는 가족구성원들 간의 밀착관계와 상호관계를 이해하는 데 도움
 ㉢ 외부체계도 : 가족관계와 외부체계와의 관계를 그림으로 나타내는 도구로 가족의 에너지 유출과 유입을 관찰할 수 있고 가족구성원들에게 영향을 미치는 스트레스원을 찾는 데 도움을 준다.
 ㉣ 가족연대기 : 가족의 역사 중에서 개인에게 영향을 주었다고 생각되는 중요한 사건을 순서대로 열거한 것으로 개인의 질환과 중요한 사건의 관련성을 추구하려 할 때 사용한다.
 ㉤ 가족생활 사건 : 가족이 최근에 경험한 일상사건의 수를 표준화한 가족생활 사건도구를 사용하여 가족에게 일어나는 문제가 스트레스와 관련된 문제인지, 특정한 스트레스에 잘못된 대처로 인하여 더욱 악화되고 있는지의 여부를 확인하는데 사용된다.

17 특이도 : 질병에 걸리지 않은 사람이 음성으로 나올 확률
특이도 = 검사음성자 수 / 총 비환자 수

18 MATCH 모형 : 지역사회보건사업 전략을 생태학적인 여러 차원에서 단계적으로 영향을 주도록 고안된 모형으로 개인의 행동과 환경에 영향을 주는 요인들을 개인에서부터 조직, 지역사회, 국가 등의 여러 수준으로 나누어 지역사회보건사업을 기획한다.

정답 및 해설 15.③ 16.① 17.① 18.②

19 다음에 해당하는 오렘(Orem) 이론의 자가간호요구는?

당뇨로 진단받아 투약 중인 대상자가 식후 혈당이 420mg/dl였고, 합병증 예방 및 식이조절에 대하여 궁금해 하고 있다.

① 생리적 자가간호요구
② 건강이탈 자가간호요구
③ 발달적 자가간호요구
④ 일반적 자가간호요구

20 행위별수가제에 대한 설명으로 옳은 것은?

① 진료비 청구 절차가 간소하다.
② 치료보다 예방적 서비스 제공을 유도한다.
③ 양질의 의료 행위를 촉진한다.
④ 의료비 억제효과가 크다.

19 오렘의 자가간호요구

    ⊙ **일반적 자가간호요구** : 인간의 기본적인 욕구를 충족시키는 행동으로 공기, 물, 음식섭취, 배설, 활동과 휴식, 고립과 사회적 사회작용, 생명과 위험으로부터의 예방, 정상적인 삶 등의 자가간호요구

    ⓛ **발달적 자가간호요구** : 인간의 발달과정과 생의 주기의 다양한 단계동안 생기는 임신, 미숙아 출생, 가족 사망 등과 같이 성장발달과 관련된 상황에서 필요로 하는 자가간호 요구를 의미한다.

    ⓒ **건강이탈시 자가간호요구** : 질병이나 상해 등으로 개인의 자가간호 능력이 영구적, 일시적으로 손상되었을 때 인간은 자가간호 제공자에게 환자로 위치가 바뀌는 데 이때 필요한 의학적 치료를 가지고 참여하는 것

20 **행위별수가제** : 의사의 진료행위마다 일정한 값을 정하여 진료비를 결정하는 것으로 가장 흔한 방식

    • 장점 : 의사의 재량권이 커지고 양질의 서비스를 충분히 제공할 수 있다.

    • 단점 : 과잉진료, 의료남용의 우려

            의료비 상승우려

            행정적으로 복잡함

            의료인, 보험자 간의 마찰요인

            보건의료 수준과 자원이 지역적, 사회 계층적으로 불균등 분포

정답 및 해설 19.② 20.③

1 UN의 지속가능개발목표(Sustainable Development Goals : SDGs)에 대한 설명으로 가장 옳은 것은?

① 2000년 유엔 새천년 정상회의에서 제시된 목표이다.
② 제시된 의제(agenda)는 개도국에만 해당되어 보편성이 부족하다.
③ 경제·사회 문제에 국한되어 환경이나 사회 발전에 대한 변혁성이 부족하다.
④ 정부와 시민사회, 민간기업 등 모든 이해관계자들이 참여하는 파트너십을 강조한다.

2 우리나라 노인장기요양보험제도에 대한 설명으로 가장 옳은 것은?

① 노인장기요양보험사업의 보험자는 보건복지부이다.
② 치매진단을 받은 45세 장기요양보험 가입자는 요양인정 신청을 할 수 없다.
③ 장기요양급여는 시설급여와 현금급여를 우선적으로 제공하여야 한다.
④ 국민건강보험공단은 장기요양보험료와 건강보험료를 각각의 독립회계로 관리하여야 한다.

3 진료비 지불제도에 대한 설명으로 가장 옳지 않은 것은?

① 포괄수가제는 경영과 진료의 효율화를 가져오고, 과잉진료와 의료서비스 오남용을 억제한다.
② 행위별수가제는 환자에게 양질의 고급 의료서비스 제공이 가능하고, 신의료기술 및 신약개발 등에 기여한다.
③ 인두제는 과잉진료 및 과잉청구가 발생하고, 결과적으로 국민의료비가 증가한다.
④ 봉급제는 서비스의 양이나 제공받는 사람의 수에 관계없이 일정한 기간에 따라 보상받는 방식으로 진료의 질적 수준 저하가 초래된다.

4 보건사업의 우선순위 결정방법 중 PATCH(Planned Approach To Community Health)에서 사용된 평가기준으로 옳은 것은?

① 문제의 수용성, 적법성

② 문제의 해결가능성, 심각도

③ 문제의 크기, 사업의 추정효과

④ 문제의 중요성, 변화 가능성

---

1 UN 지속가능개발목표
- 2015년 UN 총회에서 UN의 후속 의제로 2030년까지 추진해야 할 지속가능발전목표로 17개 목표를 발표하였다.
- 구성 : 17개 목표 + 169개 세부목표
- 보편성 : 개도국 중심이나 선진국도 대상
- 변혁성 : 경제성장, 기후변화 등 경제, 사회, 환경, 통합고려
- 포용성 : 정부, 시민사회, 민간기업 등 모든 이해관계자 참여

2 노인장기요양보험
- ㉠ 대상자 : 65세 이상의 노인 또는 65세 미만의 자로서 치매, 뇌혈관성 질환 등 대통령령으로 정하는 노인성 질병을 가진자
- ㉡ 장기요양급여는 재가급여를 우선적으로 제공한다.
- ㉢ 공단은 장기요양보험료와 건강보험료를 구분하여 고지하여야 한다.
- ㉣ 보험자는 국민건강보험공단이다.

3 ③의 내용은 행위별수가제에 대한 설명이다.
※ 인두제 : 의사에게 등록된 환자 또는 사람 수에 따라서 진료비가 지불되는 방법

장점	• 진료의 계속성이 증대되어 비용이 상대적으로 저렴하며 예방에 치중하게 된다. • 행정적 업무절차가 간편하다.
단점	• 환자의 선택권이 제한 • 서비스 양을 최소화하는 경향이 있다. • 환자의 후송, 의뢰가 증가한다.

4 PATCH(Planned Approach To Community Health) … 1980년대 미국 CDC(질병관리본부)에서 건강증진 및 질병예방 프로그램의 계획 및 수행을 위해 개발한 것으로 지역사회 단위의 건강문제 우선순위 확인, 건강문제 목표설정, 특정 인구집단의 보건요구도 측정에 활용한다. 우선순위를 설정하는 평가 기준은 건강문제의 중요성과 변화 가능성이다.

정답 및 해설   1.④   2.③   3.③   4.④

5 〈보기〉에 해당하는 법률은?

〈보기〉

이 법은 보건소 등 지역보건의료기관의 설치 · 운영에 관한 사항과 보건의료 관련기관 · 단체와의 연계 · 협력을 통하여 지역보건의료기관의 기능을 효과적으로 수행하는 데 필요한 사항을 규정함으로써 지역보건의료정책을 효율적으로 추진하여 지역주민의 건강 증진에 이바지함을 목적으로 한다.

① 「보건의료기본법」
② 「지역보건법」
③ 「의료법」
④ 「농어촌 등 보건의료를 위한 특별조치법」

6 우리나라의 가정간호사업에 대한 설명으로 가장 옳지 않은 것은?

① 「지역보건법」을 근거로 전문간호사에 의해 제공된다.
② 국민건강보험을 재원으로 민간 및 국공립 의료기관이 운영한다.
③ 입원대체서비스로 환자와 가족의 편의성을 고려하고 의료비 부담을 경감시키기 위함이다.
④ 산모 및 신생아, 수술 후 조기퇴원환자, 뇌혈관질환 등 만성질환자, 주치의가 의뢰한 환자 등을 대상으로 한다.

7 뉴만(Neuman B.)의 건강관리체계이론에서 〈보기〉가 설명하는 개념으로 가장 옳은 것은?

〈보기〉

• 신체의 면역체계를 예로 들 수 있음
• 기본구조를 둘러싸고 있는 몇 개의 점선원
• 효과적으로 작동하면 대상체계는 유지되나 비효과적으로 작동하면 사망할 수 있음
• 대상자가 스트레스원에 저항하여 기본구조를 지킬 수 있도록 돕는 자원이나 내적요인

① 저항선
② 정상방어선
③ 유연방어선
④ 에너지 자원

5 지역보건법 : 보건소 설치·운영에 관한 규정과 목적에 대한 내용이 해당된다.

6 가정간호사업은 의료법을 근거로 전문간호사에 의해 제공된다.

7 뉴만의 건강관리체계이론

기본구조	• 인간이 생존하기 위한 필수적인 구조 • 모든 개체가 공통적으로 가지고 있는 요소 • 정상체온의 범위, 유전인자의 구조, 신체기관의 구조
저항선	• 기본구조를 보호하는 최후의 요인 • 신체의 면역체계 • 스트레스원에 의하여 무너지게 되면 기본구조가 손상받게 된다. • 생명이나 존재에 위협을 받게 된다. • 저항선 파괴 시 증상이 발현된다.
정상방어선	• 한 대상체계가 오랫동안 유지해 온 평형상태로서 어떤 외적인 자극이나 스트레스원에 대해 나타나는 정상적 반응의 범위를 말한다. • 개인이 가지고 있는 지식, 태도, 문제해결능력, 대처능력, 발달단계와 같은 행위적 요소와 신체상태, 유전적 요인 등 변수들의 복합물이라 할 수 있다.
유연방어선	• 환경과 상호작용하여 시시각각으로 변하는 역동적 구조 • 외부자극이나 변화에 대하여 신속하게 축소되거나 확장되는 것 • 대처함으로써 스트레스원이 유연방어선을 거쳐 정상방어선까지 침범하지 못하도록 완충역할을 한다.

정답 및 해설 5.② 6.① 7.①

8 알마아타 선언에서 제시한 일차보건의료 서비스의 내용으로 가장 옳은 것은?

① 공공주택 공급사업　　　　　　　② 백혈병 치료제 공급사업

③ 심뇌혈관질환 관리사업　　　　　④ 지역사회 건강문제 예방교육

9 사회생태학적 모형에서 제시하는 건강결정요인 중, 〈보기〉에 해당하는 것은?

〈보기〉

개인이 소속된 학교나 직장에서의 구성원의 행동을 제약하거나 조장하는 규칙이나 규제

---

① 개인 요인(Intrapersonal factors)

② 개인 간 요인(Interpersonal factors)

③ 조직 요인(Institutional factors)

④ 지역사회 요인(Community factors)

10 지역사회 간호문제를 파악하기 위한 자료수집 방법 중 직접법에 해당하는 것은?

① 인구센서스 자료를 통해 지역의 인구증가율 정도를 파악하였다.

② 공공기관의 보고서를 통해 지역의 복지기관의 유형과 수를 파악하였다.

③ 지역의 행사, 의식에 참여하여 주민들의 규범이나 권력구조를 파악하였다.

④ 지역 내 의료기관 통계자료를 통해 병원 입원 및 외래환자의 상병 유형을 파악하였다.

11 감염성 질환에서 해당 병원체의 감염력 및 전염력을 측정하는 데 가장 유용한 지표는?

① 발생률　　　　　　　　　　　　② 유병률

③ 일차발병률　　　　　　　　　　④ 이차발병률

8 알마아타 선언 일차보건의료 서비스 내용은 일차 보건의료이므로 예방교육이 해당된다.

9 사회생태학적 모형

개인적 차원전략	개인의 지식, 믿음, 태도, 기질을 변화시키기 위해 교육, 상담, 유인제공 등의 전략 사용
개인 간 수준의 전략	가족, 친구, 직장동료, 이웃 등 개인에게 영향을 미칠 수 있는 사람들을 함께 관리함 멘토활용, 동료활용, 자조집단 활용
조직차원의 전략	개별 학교나 직장과 같은 조직에 대한 접근은 조직개발이론과 조직관계 이론에 근거를 두고 수행함
지역차원의 전략	건강박람회, 걷기대회, 홍보, 사회마케팅, 환경개선, 규범 개선

10 2차 자료(간접정보 수집)수집 방법 : 공공기관의 보고서, 통계자료, 회의록, 조사자료, 건강기록 등이 해당된다.

11 2차발병률 : 발단 환자를 가진 가구의 감수성이 있는 가구원 중에서 이 병원체의 최장 잠복기간 내에 환자와 접촉하여 질병으로 진전된 환자의 비율

정답 및 해설 8.④ 9.③ 10.③ 11.④

12 〈보기〉는 특정 연도의 A, B 국가의 연령대별 사망현황이다. 이에 대한 해석으로 가장 옳은 것은?

〈보기〉

〈단위 : 명〉

연령(세)	A 국가	B 국가
0~9	30	30
10~19	40	50
20~29	120	100
30~39	200	150
40~49	150	120
50~59	300	300
60세 이상	360	450
총 사망자 수	1,200	1,200

① A 국가의 비례사망지수는 0.625이다.
② B 국가의 건강수준은 A 국가보다 높다.
③ A 국가와 B 국가의 비례사망지수는 모두 0.5 미만이다.
④ 비례사망지수가 낮을수록 건강수준이 높은 것을 의미한다.

13 〈보기〉에서 설명하는 계획된 행위이론의 구성개념으로 가장 옳은 것은?

〈보기〉
최근 당뇨 진단을 받은 환자에게 의사가 당뇨식이를 실천할 것을 권유하였고, 환자는 의사의 권고를 수용하고 따르려 한다.

① 태도
② 행위신념
③ 주관적 규범
④ 지각된 행위통제

14 산업재해 통계지표로 옳은 것은?

① 강도율=(손실노동일수/연근로시간수)×1,000

② 도수율=(재해건수/상시근로자수)×1,000

③ 건수율=(재해건수/연근로시간수)×1,000,000

④ 평균작업손실일수=작업손실일수/연근로시간수

---

12 비례사망지수 : 연간 총 사망수에 대한 50세 이상의 사망자수를 퍼센트(%)로 표시한 지수. 즉 비례사망지수가 낮다는 것은 일찍 사망하는 사람이 많다는 것을 의미하기 때문에 결국 건강수준이 낮다는 것을 의미한다.
- A 국가 비례사망지수 : 660/1200 × 1000 = 550
- B 국가 비례사망지수 : 750/1200 × 1000 = 625

즉 건강수준은 B국가가 A국가 보다 높다는 것을 의미한다.

13 계획된 행위이론 : 개인의 의지와 행동에 영향을 주는 개인이 통제할 수 없는 요인들을 설명하려고 합리적 행위이론에 행동통제 인식을 추가했다. 개인의 특정 행동은 그 행동을 하겠다는 의도에 의해 결정되며 의도에 영향을 미치는 핵심요인은 행동에 대한 태도, 주관적 근거, 행동 통제 인식이다.

14

도수율	재해건수 / 연 근로시간 수 × 1,000,000
강도율	손실작업일수 / 연 근로시간 수 × 1,000
건수율	재해건수 / 평균 실근로자 수 × 1,000
평균작업손실일수	작업손실 일수 / 재해건수 × 1,000

정답 및 해설 12.② 13.③ 14.①

15 국제간호협의회(International Council of Nurses : ICN)에서 제시한 간호사의 재난간호역량 중 〈보기〉에 있는 영역을 포함하는 것은?

〈보기〉

지역사회 관리, 개인과 가족 관리, 심리적 관리, 취약인구집단 관리

---

① 예방 역량

② 대비 역량

③ 대응 역량

④ 복구/재활 역량

16 흡연과 폐암과의 인과관계를 추정하기 위해 코호트 연구를 실시하여 〈보기〉와 같은 결과를 얻었다. 흡연으로 인한 폐암의 상대위험비(relative risk)는?

〈보기〉

〈단위 : 명〉

흡연 여부	폐암발생 여부 계		계
	○	×	
○	100	900	1,000
×	10	990	1,000
계	110	1,890	2,000

① $(100/10)/(900/990)$

② $(100/1,000)/(10/1,000)$

③ $(100/900)/(10/990)$

④ $(100/110)/(900/1,890)$

15 재난관리단계별 간호활동

재난관리단계	간호실무
예방/완화단계	• 위기 감지 및 원인 제거활동
대비/준비 단계	• 비상훈련, 자원비출 • 안전문화의식 고취, 대피소 지정 • 전문요원의 양성 • 재난대책위원회 참여, 재난신고체계 확립 • 병원 재난계획 준비 및 지속적인 훈련
대응단계	• 현장 진료소 설치 운영 • 중증도 분류 • 현장진료소에서의 응급처치 • 병원의 재난대응 • 급성스트레스반응 관리 • 감염관리
복구단계	• 요구도 사정 • 이재민에 대한 집단구호 • 구호요원의 소진 예방 • 심리적 지지

16 상대위험비(비교위험도)

㉠ 특정 위험요인에 노출된 사람들의 발생률과 노출되지 않은 사람들의 발생률을 비교하는 것을 말한다.

㉡ 상대위험비가 클수록 노출되었던 원인이 병인으로 작용할 가능성도 커지며, 상대위험비가 1에 가까울수록 의심되는 위험요인과 질병과의 연관성은 적어진다.

㉢ 상대위험비 $= \dfrac{\text{비노출군에서의 질병 발생률}}{\text{위험요인에 노출된군에서의 질병 발생률}}$

<정답 및 해설> 15.③ 16.②

17 제5차 국민건강증진종합계획(Health Plan 2030)에 해당하는 내용을 〈보기〉에서 모두 고른 것은?

〈보기〉
㉠ 적용대상을 [온 국민]에서 [모든 사람]으로 확대하였다.
㉡ 총괄목표는 건강수명연장과 건강형평성 제고이다.
㉢ 정신건강관리가 새로운 분과(사업영역)로 설정되어 자살예방, 치매, 중독, 지역사회 정신건강 등의 중점과제가 포함되었다.
㉣ 국가와 지역사회의 정책수립에서 주요 건강요인인 경제적 수준 향상을 사업의 기본원칙으로 한다.

① ㉠, ㉡
② ㉡, ㉢
③ ㉠, ㉡, ㉢
④ ㉡, ㉢, ㉣

18 지역사회 주민을 대상으로 고혈압관리사업을 하고 있다. 평가를 위해서 '대상자의 프로그램 만족도'를 평가하였다면, 이에 해당하는 것은?

① 구조평가
② 과정평가
③ 결과평가
④ 산출평가

17 국민건강증진종합계획(Health plan 2030) 기본틀

① 모든 사람이 평생건강을 누리는 사회

② **모든 사람** : 성, 계층, 지역 간 건강형평성 확보, 적용대상을 모든 사람으로 확대

③ **평생 건강을 누리는 사회** : 출생부터 노년까지 전 생애주기에 걸친 건강권 보장, 정부를 포함한 사회 전체를 포괄함

④ **주제** : 건강수명 연장, 건강형평성 제고

⑤ **원칙**

  ㉠ 국가와 지역사회의 모든 정책 수립에 건강을 우선적으로 반영한다.

  ㉡ 보편적인 건강수준의 향상과 건강형평성 제고를 함께 추진한다.

  ㉢ 모든 생애과정과 생활터에 적용한다.

  ㉣ 건강친화적인 환경을 구축한다.

  ㉤ 누구나 참여하여 함께 만들고 누릴 수 있도록 한다.

  ㉥ 관련된 모든 부문이 연계하고 협력한다.

⑥ **6개 영역**

  ㉠ 건강생활 실천

  ㉡ 정신건강 관리

  ㉢ 비감염성질환 예방관리

  ㉣ 감염 및 환경성질환 예방관리

  ㉤ 인구집단별 건강관리

  ㉥ 건강친화적 환경구축

18 Donabedian 3가지 평가범주

투입평가(구조평가)	• 장소, 기구, 도구, 물품, 인력, 예산
진행평가(과정평가)	• 대상자의 적절성 • 프로그램 참여율 • 교재의 적절성
결과평가(영향평가)	• 효과(지식변화, 행위변화, 사업목표 달성) • 효율 : 사업으로 인해 변화된 결과 • 대상자 및 간호사의 만족도

정답 및 해설 17.③ 18.②

19 「학교건강검사규칙」상 건강검진의 내용으로 가장 옳지 않은 것은?

① 척추는 척추옆굽음증(척추측만증)을 검사한다.

② 고등학교 1학년 여학생은 혈액검사 중 혈색소검사를 한다.

③ 시력측정은 안경 등으로 시력을 교정한 경우에는 교정시력을 검사한다.

④ 초등학교 4학년과 중학교 1학년 및 고등학교 1학년 학생 중 비만인 학생은 허리둘레와 혈압을 검사한다.

20 예방접종을 통해 집단의 면역수준이 높아져 주변 사람들이 감염병에 걸릴 가능성이 감소하는 현상을 설명하는 보건의료서비스의 사회경제적 특성으로 가장 옳은 것은?

① 외부효과

② 의사유인 수요

③ 수요와 치료의 확실성

④ 노동집약적 대인서비스

19 학교건강검사규칙 건강검진 내용

구분	내용			
학교	초등1학년	초등4학년	중학교 1학년	고등학교1학년
공통학목	근 골격 및 척추, 눈, 귀, 콧병, 피부병, 구강, 기관능력, 소변검사, 혈압			
추가항목	혈액형	색각검사	색각검사 간염검사 결핵검사	결핵검사 혈색소(여학생)
			비만학생 : 혈당, 콜레스테롤, AST, ALT	

20 보건의료서비스의 사회경제적 특성

- ㉠ 생활필수품으로서의 보건의료
- ㉡ 비영리성
- ㉢ 소비자 무지(정보의 비대칭성)
- ㉣ 질병(의료수요)의 불확실성, 불규칙성
- ㉤ 치료 및 산출의 불확실성
- ㉥ 수요와 공급의 시간적 불일치
- ㉦ 경쟁제한(공급의 독점성 및 비탄력성)
- ㉧ 공공재적 성격
- ㉨ **외부효과** : 각 개인의 자의적 행동이 타인에게 파급되는 좋은 혹은 나쁜 효과로서의 결과를 말함 (예 : 예방접종, 치료를 통한 감염성 질환에 면역이 되는 경우)
- ㉩ 우량재(가치재)
- ㉪ 소비적 요소와 투자적 요소의 혼재
- ㉫ 노동집약적인 인적 서비스
- ㉬ 공동생산물로서의 보건의료와 교육

정답 및 해설 19.④ 20.①

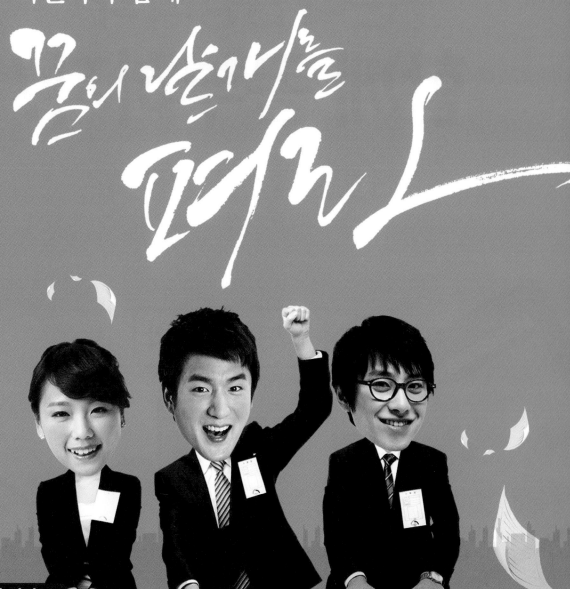
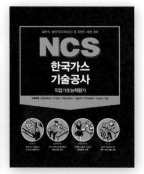
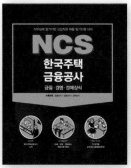
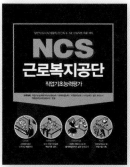
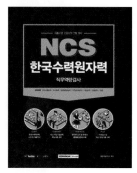

온라인강의와
함께 공부하자!

공무원 | 자격증 | NCS | 부사관·장교

네이버 검색창과 유튜브에 소정미디어를 검색해보세요.
다양한 강의로 학습에 도움을 받아보세요.

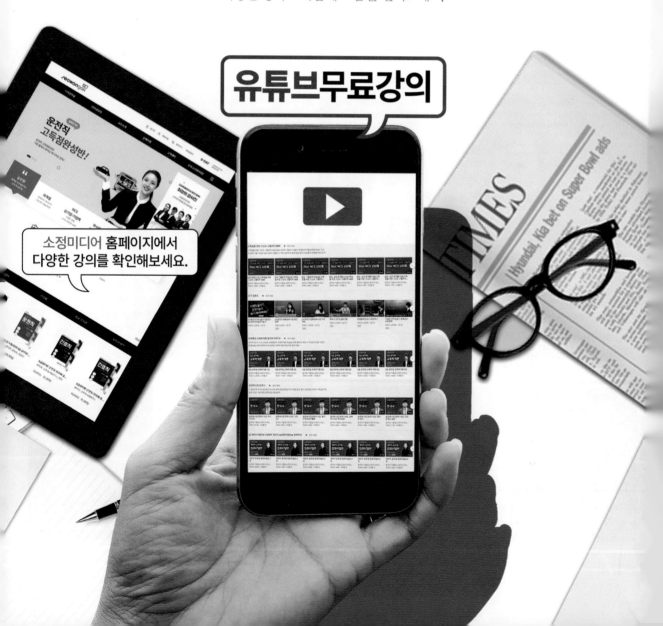